RUI HIRAMATSU

MEJORA TU VISTA EN 3 MINUTOS

Gimnasia visual
para tener una vista de águila

Traducción de
Makoto Morinaga

Kitsune
Books

Primera edición: febrero de 2021
Segunda edición: marzo de 2021
Título original: *Ichi nichi san pun mirudake de gungun me ga yoku naru! GABOR EYE*
Publicado originalmente en japonés por SB Creative Corp.
Los derechos de traducción se han gestionado con SB Creative Corp. a través de Digital Catapult Inc., Tokio (Japón)

Ichi nichi san pun mirudake de gungun me ga yoku naru! GABOR EYE by Rui Hiramatsu

Original Japanese edition published by SB Creative Corp.
Spanish translation rights arranged with SB Creative Corp. through Digital Catapult Inc., Tokyo.

Diseño de cubierta: Taller de los Libros

Publicado por Kitsune Books
C/ Aragó, n.º 287, 2.º 1.ª
08009, Barcelona
www.kitsunebooks.org

ISBN: 978-84-16788-81-1
THEMA: VF
Depósito legal: B 1472-2021
Preimpresión: Taller de los Libros
Impresión y encuadernación: Cachimán Gràfics
Impreso en España – *Printed in Spain*

Índice

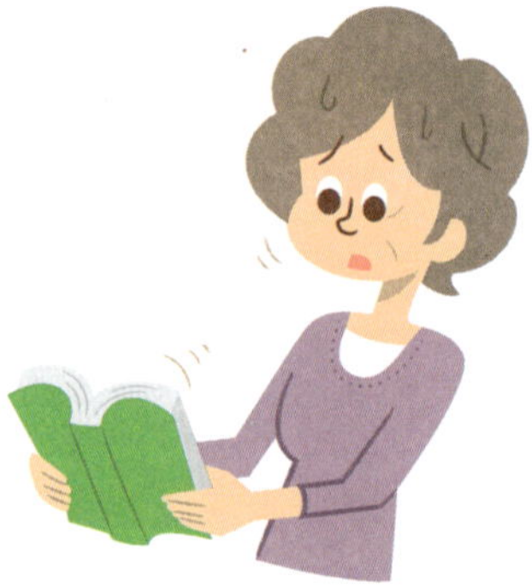

Es normal que la vista empeore con el paso del tiempo. **¿Tirarás la toalla sin intentar remediarlo** antes de que sea demasiado tarde?

A medida que envejecemos, sufrimos de **vista cansada** o presbicia e, incluso, **miopía,** provocada por forzar la vista al leer, ver la televisión, jugar demasiado a videojuegos… Estoy seguro de que, si has llegado a este libro, eres consciente de que tu vista no es la que era.

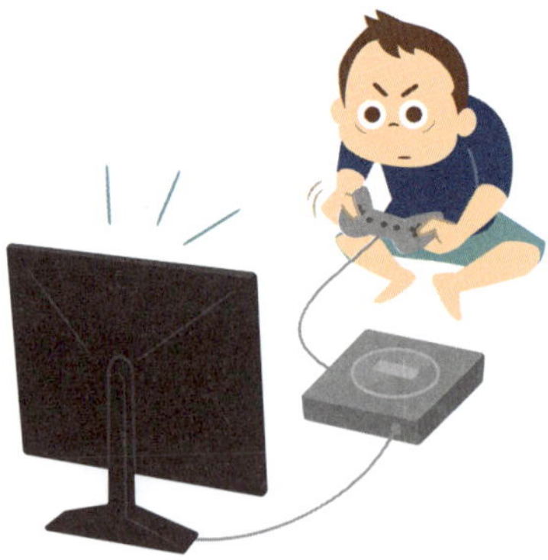

Pero **aún no sabes cómo remediarlo.**

Y creo que sé la **razón por la que no has tenido éxito.**

Para empezar, vivimos muy ocupados. Seguro que siempre tienes algo en la cabeza, cosas que hacer, planificar tu día a día, etcétera.

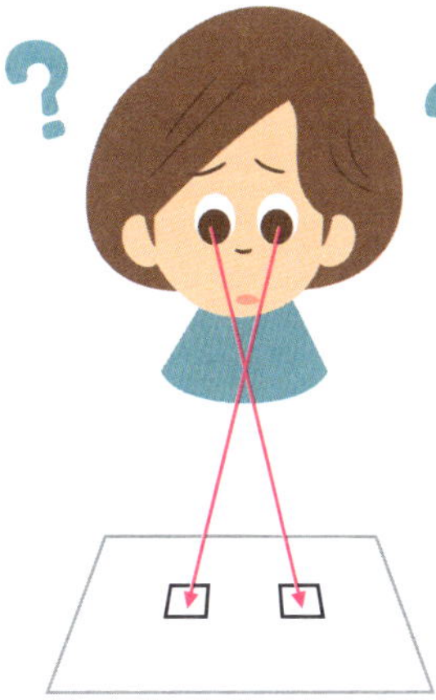

Algunos métodos requieren que enfoquemos la vista de una forma particular, como el método cruzado, y, después de intentarlo un tiempo, mucha gente no ve resultados o decide abandonar por falta de voluntad.

En los últimos tiempos, ha aumentado el uso de libros con los que mejorar la vista mirando una serie de imágenes. *A priori*, estos libros parecen un pasatiempo, pero ¿funcionan realmente?

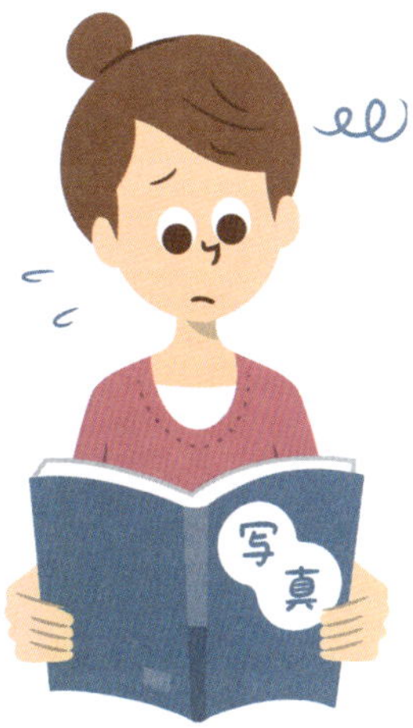

En definitiva, la falta de éxito en estos casos se resume en dos puntos:

1. Resulta imposible practicar con frecuencia.

2. La desconfianza sobre la eficacia del método.

Pero no tires la toalla todavía.

El motivo por el que me decidí a escribir el presente libro fue solucionar este problema.

En las siguientes páginas te propongo ejercicios visuales con estas rayas conocidas como **parches de Gabor.**

Los parches de Gabor acabarán con tu falta de motivación y, con ellos, obtendrás resultados.

Seguramente ahora estarás pensando: «Pero ¿estas rayas borrosas sirven para algo? No me lo creo». Permíteme que te explique un poco más en detalle y verás que no te engaño.

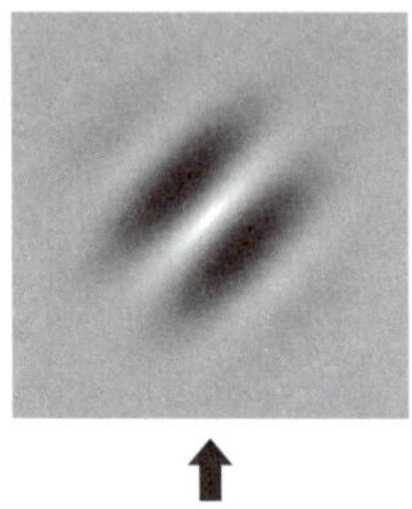

Esto es un parche de Gabor.

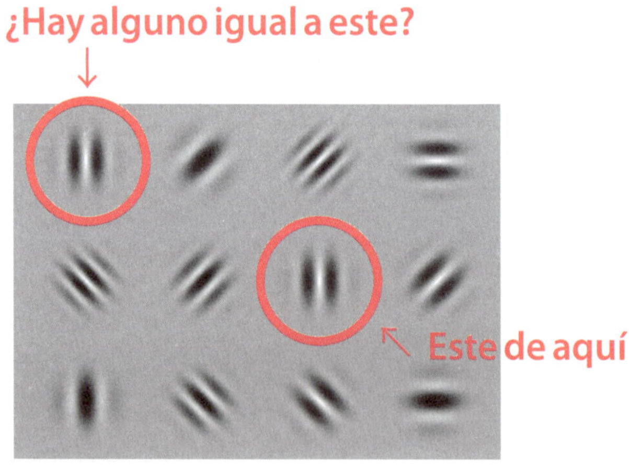

Empezaré por presentar de forma sencilla en qué consiste el método de este libro. Es realmente fácil. Consiste en **buscar dos parches que sean iguales. Si piensas en ello como un juego,** te resultará **más entretenido y más fácil incorporarlo en tu rutina.**

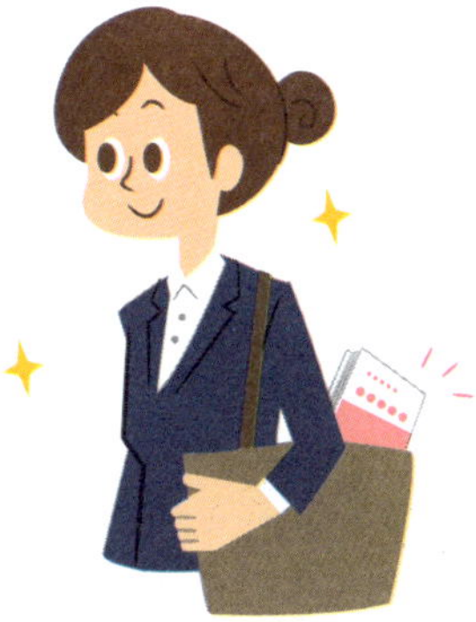

Para realizar estos ejercicios, **solo necesitarás tres minutos al día,** y no pasa nada si un día no puedes hacerlos. Además, al no ser necesario enfocar la vista de una forma concreta, como ocurre con otros métodos, **cualquiera puede usar este libro.**

En este método de restablecimiento de la agudeza visual, los parches de Gabor desempeñan una labor importante.

Todo lo que necesitas está en este libro, así que **podrás practicar los ejercicios en cualquier lugar.** Puedes llevarlo en el bolso o la mochila a todas partes y hacer los ejercicios durante el trayecto en el tren, en un descanso del trabajo o en un rato libre que tengas. De este modo, **el éxito estará asegurado.**

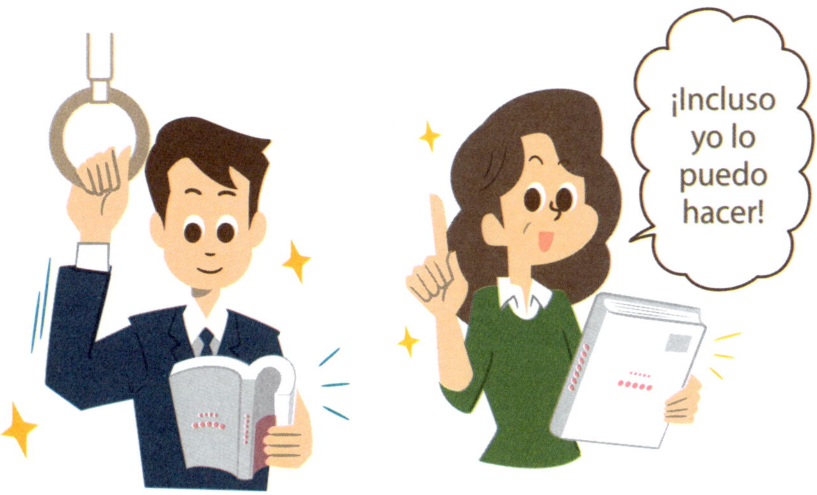

Y, ahora, vamos a abordar el segundo problema, la desconfianza sobre la eficacia del método.

La característica principal que diferencia a este método de restablecimiento de la agudeza visual mediante estimulación cerebral es que se trata del **único en todo el mundo cuya efectividad se ha demostrado científicamente.**

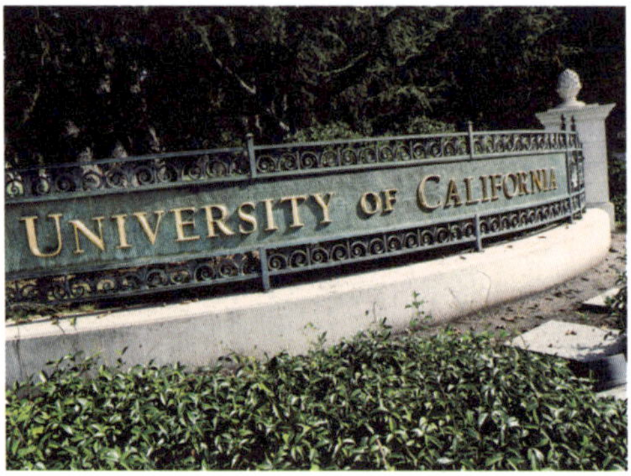

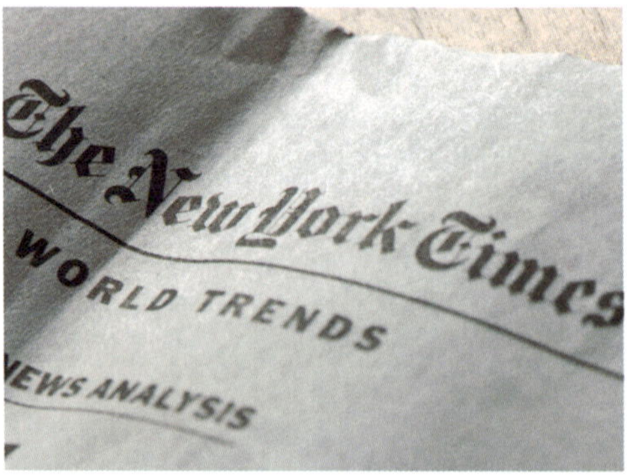

Centros de investigación de renombre internacional, entre los que se encuentra la **Universidad de California,** han corroborado mediante diversos estudios su efectividad.

Pronto, su eficacia se hizo popular a lo largo y ancho de Estados Unidos —como sucede en las películas— e incluso medios de comunicación como el *New York Times* se hicieron eco.

Abordaré con detalle este punto más adelante, pero, antes de empezar, debes saber que la visión depende principalmente de dos elementos: por un lado, los ojos y, por otro, el cerebro.

Para entenderlo correctamente, pongamos el siguiente ejemplo. El ojo funciona como la lente de una cámara de fotos y el cerebro es el mecanismo encargado de procesar los fragmentos de luz que le llegan. El resultado es la imagen tal y como se ve.

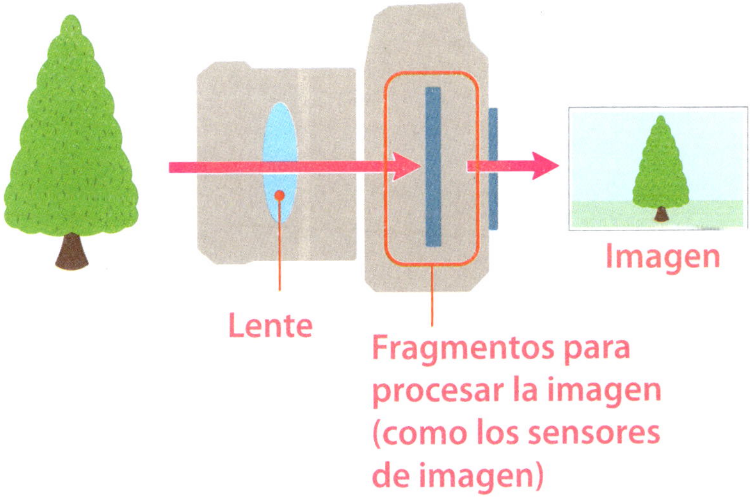

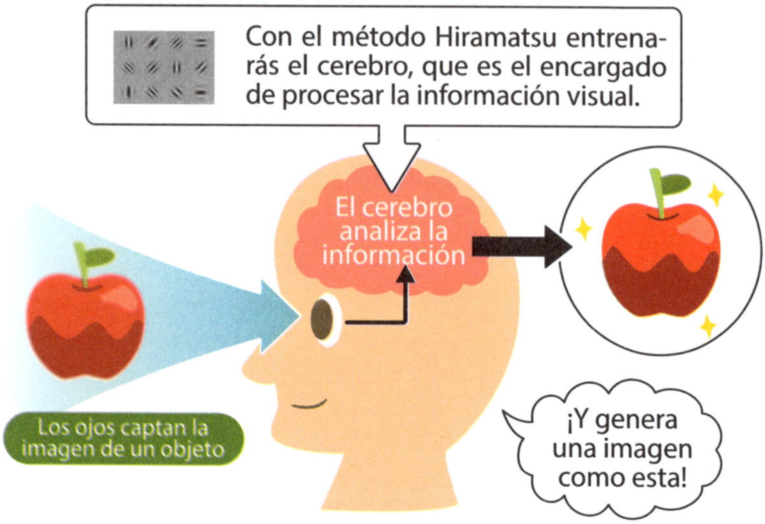

Las personas identificamos lo que vemos gracias a la información que los ojos —las lentes— transmiten al cerebro, el cual, a su vez, se encarga de procesar dicha información.

Los **parches de Gabor entrenan el cerebro para que procese adecuadamente la información** que recibe, procedimiento que ha sido demostrado científicamente.

No importa la edad que tengas ni tu agudeza visual ahora mismo, porque el método Hiramatsu está al alcance de todo el mundo. ¡Ha llegado el momento de mejorar tu vista!

Y continúan llegando más

¡Los mensajes de quienes han conseguido resultados por sí mismos no dejan de llegar!

* Los nombres de los participantes que aparecen aquí son pseudónimos.

Glosario

- Parches de Gabor: son el eje principal de este libro. Un método fácil y eficaz para el que solo es necesario emplear la vista.
- Ejercicio de perspectiva: un tipo de ejercicio visual muy sencillo en el que solamente necesitarás el dedo índice (más información en las pp. 84 y 85).
- Termoterapia: práctica que consiste en aplicar calor sobre los ojos (más información en las pp. 86 y 87).

Parece casi imposible, pero la agudeza visual de mi ojo izquierdo aumentó de 0,4 a 1,0

Saya Orihara (mujer, unos cuarena años)

Mi agudeza visual ha mejorado increíblemente. En el ojo derecho, pasó de 0,7 a 1,2 y en el izquierdo, de 0,4 a 1,0.

Durante mis trayectos en el tren, miro los parches de Gabor, al menos durante un minuto y medio cada vez, unas tres veces al día. Luego, para aplicar calor, coloco las manos sobre los ojos y las mantengo ahí unos quince segundos. Y, por último, mientras hago el ejercicio de perspectiva me aseguro de enfocar bien para ver tanto de cerca como de lejos.

Cuando hago los ejercicios del método Hiramatsu, siento cómo los músculos de los ojos trabajan. Puede que sea sensación mía, pero la sequedad y el escozor de ojos también han disminuido.

Aunque tengo setenta y siete años, mi vista cansada ha mejorado 0,2 puntos y mi agudeza visual ha aumentado

Tadao Matsuura (hombre, setenta y siete años)

Como ya tengo una edad, no albergaba demasiadas esperanzas en que mi vista mejorara (risas). Pero incluso yo me dejé convencer y decidí probar los ejercicios de este método porque son muy sencillos. Trabajo con los parches de Gabor después de desayunar y de cenar, mientras que hago el ejercicio de perspectiva en casa o durante mi paseo diario, unas cinco veces al día. Una forma sencilla de aplicar calor sobre los ojos es frotarse las manos y, luego, colocarlas sobre los párpados cerrados. Hago esto alrededor de tres veces al día.

En cuatro semanas, mi vista cansada ha mejorado y mi agudeza visual ha aumentado un 0,2. Lo mejor de todo es que antes, cuando ya era por la tarde, los ojos me pesaban del cansancio, pero eso no ha vuelto a sucederme. No importa la edad que tengas, notarás los efectos beneficiosos de este método.

¡En cuatro semanas mejoré en 0,3 puntos y alcancé el 1,0!

Yuriko Kondo (mujer, unos cincuenta años)

Entre semana, practico con los parches de Gabor y hago el ejercicio de perspectiva dos veces al día, una vez por la tarde y otra antes de acostarme. En mis días libres, incluyo una repetición más. Hago los ejercicios como si se tratase de un juego, lo cual lo hace mucho más entretenido.

Todas las tardes, a la hora del baño, aprovecho para aplicarme calor usando unas toallas calientes especiales para los ojos que compro en el supermercado.

Realmente, noto los ojos más descansados y aliviados. Casi todos los días paso mucho tiempo delante del ordenador y otros dispositivos que provocan que, hacia la noche, sienta los ojos muy cansados e incluso que tenga dolor de cabeza y acumule tensión en los hombros. Sin embargo, desde que practico los ejercicios, el malestar general ha disminuido.

En cuatro semanas mi vista cansada ha mejorado de 0,7 a 1,0, y la agudeza visual ha aumentado un 0,1 en ambos ojos.

¡Funciona de verdad! En cuatro semanas mi agudeza visual de cerca ha aumentado a 1,2

Shinichiro Sakamoto **(hombre, unos cuarenta años)**

¡En tan solo cuatro semanas, mi agudeza visual cercana ha pasado de 0,9 a 1,2! Al principio era muy escéptico y pensaba que no iba a obtener resultados porque los ejercicios eran muy sencillos y no me suponían ningún esfuerzo, así que, cuando me hicieron unas pruebas para medir la agudeza visual, me sorprendió gratamente ver que había mejorado.

Suelo practicar el método Hiramatsu después de cenar, y apenas dedico unos minutos al día.

No sé si todos los que prueben este método conseguirán mejorar tanto como yo, aunque seguro que habrá quienes tengan mejor vista. Los resultados me sorprendieron de verdad y se lo recomendaría a todo el mundo.

Cuanto más practico, menos me cuesta enfocar

Tamae Fujimoto **(mujer, unos cincuenta años)**

El método Hiramatsu es un pasatiempo fantástico con el que mi marido, mis hijos y yo nos divertimos muchísimo. ¡Nos lo tomamos muy en serio!

Cuando estoy en la oficina, hago el ejercicio de perspectiva con la pantalla del ordenador y la señal de salida de emergencia para practicar el cambio de enfoque de cerca a lejos y viceversa. Cuanto más practico, menos me cuesta enfocar la señal de emergencia. ¡Funciona de verdad!

Además, la termoterapia es muy agradable. Compré antifaces de calor desechables en el supermercado, pero recientemente he descubierto que también existen antifaces reutilizables, así que los compraré.

La miopía y la presbicia han disminuido gracias a estos sencillos ejercicios

Naoya Nozawa (hombre, unos sesenta años)

Antes de empezar a hacer los ejercicios tenía 0,6 dioptrías de miopía en el ojo derecho y 0,5 en el izquierdo, pero después de cuatro semanas tenía una agudeza visual lejana de 1,0 en ambos ojos. Parece mentira, pero es totalmente cierto. También me ha ayudado con la presbicia, y mi agudeza visual cercana ha pasado de 0,1 a 0,3 en el ojo derecho y de 0,4 a 0,7 en el izquierdo.

Gracias a la sencillez de los ejercicios, he convertido el método Hiramatsu en un hábito diario. Lo practico después de desayunar, comer y cenar, como si me tomara una medicina. Para realizar el ejercicio de perspectiva, voy al parque o me asomo a la terraza para que el paisaje con el practico siempre sea diferente. Al combinar el ejercicio con una serie de respiraciones profundas, siento que incluso mi estado de ánimo mejora. Para la termoterapia, recomiendo calentar una toalla en el microondas durante unos cinco minutos, enrollarla y colocarla sobre los ojos, con cuidado de no quemarse.

Los colores son más vivos que nunca

Yoshiko Shimada (mujer, unos treinta años)

Aunque soy miope, después de seguir el método Hiramatsu durante tres semanas mi agudeza visual ha pasado de un 0,7 a 0,9 en el ojo derecho y de 0,6 a 0,8 en el izquierdo. Mi vista ha mejorado mucho, ahora veo los colores más vivos que nunca y la luz es más clara.

Practico los ejercicios durante unos diez minutos al día, mientras viajo en tren. Me parece muy útil que se pueda hacer en cualquier lugar y en cualquier momento, y no siento los ojos cansados después de practicar; de hecho, todo lo contrario.

No suelo dedicar mucho tiempo a la termoterapia, a veces solo me aplico calor una vez a la semana… Aun así, ¡mi vista ha mejorado considerablemente!

Introducción

Una pregunta que me hacen muy a menudo es: «¿Hay algo que pueda hacer para mejorar mi vista?». Por supuesto, la cirugía es una manera de lograrlo, pero la mayoría de la gente prefiere optar por una solución no invasiva que no suponga riesgo alguno.

En mis inicios como oftalmólogo, creía que no había ningún método para reforzar la vista; por lo general, se afirmaba que la mejora que podíamos obtener con ejercicios visuales era «ligera». A lo largo de los años, me he dedicado a compartir estos ejercicios a través de programas de televisión y otros medios de comunicación. Sin embargo, no había muchos datos ni evidencias que respaldaran los procedimientos que presentaba, y sentía que no eran plenamente satisfactorios; pensaba: «Ojalá desarrollara un método efectivo cuyos resultados estuvieran probados».

Investigué durante mucho tiempo para averiguar si había algo que funcionase; me documenté con cientos de artículos y estudios médicos japoneses sobre oftalmología e incluso leí cientos de revistas y libros en los que se hablaba de supuestos mecanismos para curar la vista. No obstante, a pesar de que proponían técnicas dispares, la solución final y común a todos ellos era la cirugía. Por desgracia, no encontré información de utilidad en mi país natal.

Sin embargo, cuando busqué entre la literatura extranjera, descubrí que, en algunos estudios, se empleaban parches de

Gabor para ejercitar y mejorar la vista. Su alcance y reconocimiento había sido tal que numerosos medios y publicaciones científicas se habían hecho eco de su efectividad y atletas e, incluso, pilotos de aviones habían recurrido a ellos.

Eso era justo lo que buscaba: un método efectivo que estuviera científicamente probado. Pero, para ser sincero, debo decir que al principio incluso yo era escéptico.

Entonces, decidí que la única manera de salir de dudas era hacer un estudio con voluntarios, así que pedí a varias personas, entre las que había gente con miopía y presbicia, que lo probaran. Los resultados fueron mejores de lo que esperaba y, además, los ejercicios no tenían efectos secundarios. De hecho, hasta se los recomendé a mis padres.

Este método se presentó por primera vez al público general en Japón a través de un programa de televisión en el que me pidieron participar como invitado. Tuvo muy buena acogida entre el público y, posteriormente, me entrevistaron varios medios de comunicación, entre ellos numerosas revistas semanales. No obstante, en todas esas entrevistas siempre se me quedaba algo en el tintero y no podía entrar en detalle por la limitación de tiempo.

Aunque me propusieron hablar del método en dos publicaciones semanales, sabía que la única forma de ofrecer al público la información necesaria era mediante un libro, así que me puse manos a la obra y escribí este volumen.

Por supuesto, existen aplicaciones para dispositivos móviles con parches de Gabor, pero estas tienen el inconveniente de que, al mirarlos mediante una pantalla, irritamos el ojo debido a la luz azul que emite. Por esa razón, decidí que un libro impreso para compartir los ejercicios era necesario.

Con *Mejora tu vista en 3 minutos,* espero ayudar a mejorar la vista a todas aquellas personas que sufren de problemas oculares como la presbicia o la miopía. Gracias a este libro, verás con tus propios ojos los resultados.

Rui Hiramatsu

¿Por qué?

¿Por qué los parches de Gabor mejoran la vista?

Como he mencionado anteriormente, el motivo por el que los parches de Gabor mejoran la visión se debe a que favorecen la actividad cerebral.

Por lo general, cuando mejora la condición del globo ocular, también lo hace nuestra visión, y, con eso, pensamos que ya nos hemos curado de la miopía, la presbicia o las cataratas, entre otros problemas.

Sin embargo, con los parches de Gabor ocurre algo muy peculiar, ya que, gracias a los ejercicios, entrenamos el cerebro para mejorar nuestra visión. ¿Qué significa esto?

Puede parecer algo obvio, pero, a veces, cuando miramos a nuestro alrededor, no percibimos las formas de los objetos tan claras como deberíamos.

Te lo explicaré con un ejemplo. Para ello, mira la ilustración de la página siguiente.

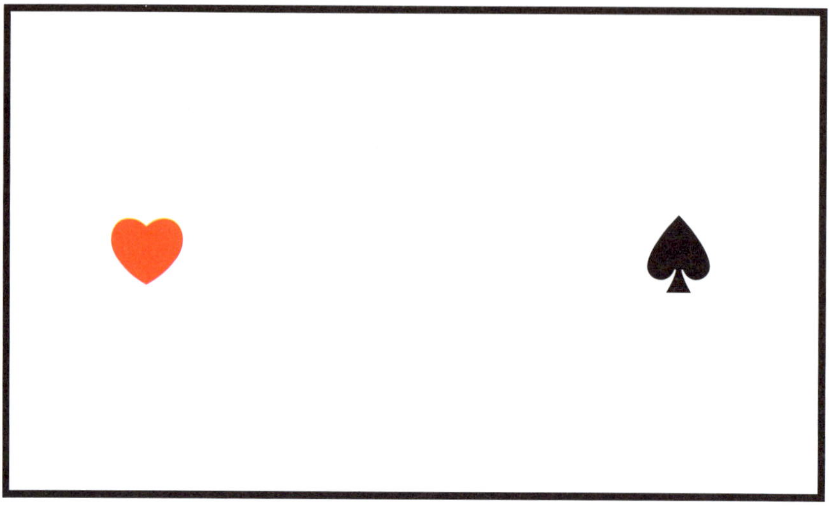

1. Extiende las manos hacia delante y sujeta el libro abierto por esta página tal y como se muestra en la pequeña ilustración inferior.
2. Tápate el ojo izquierdo de modo que solo veas la imagen con el derecho.
3. Mira con el ojo derecho el corazón (♥) de la izquierda.
4. Acércate poco a poco el libro.

En algún punto, la pica (♠) de la derecha desaparecerá.

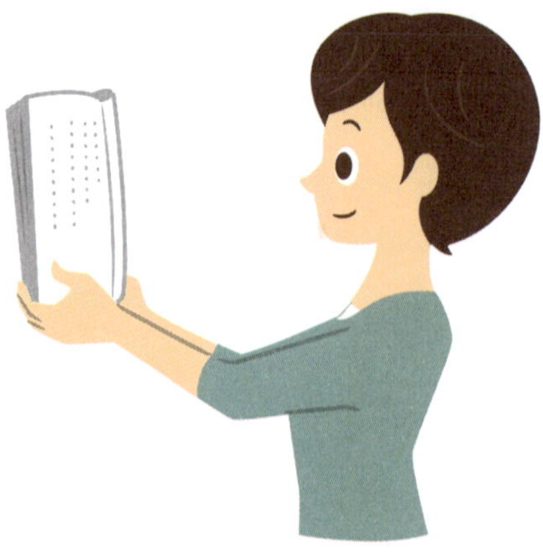

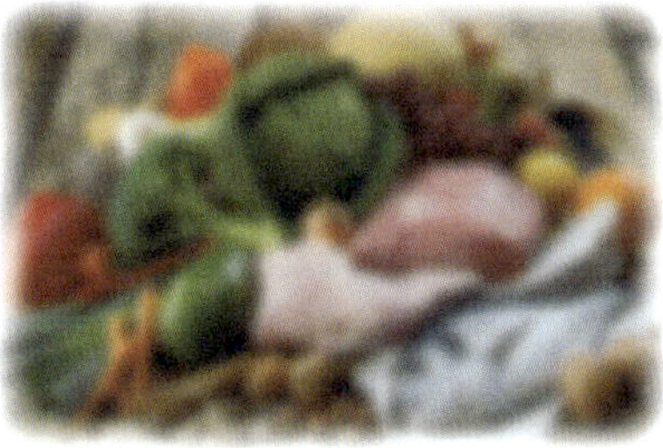

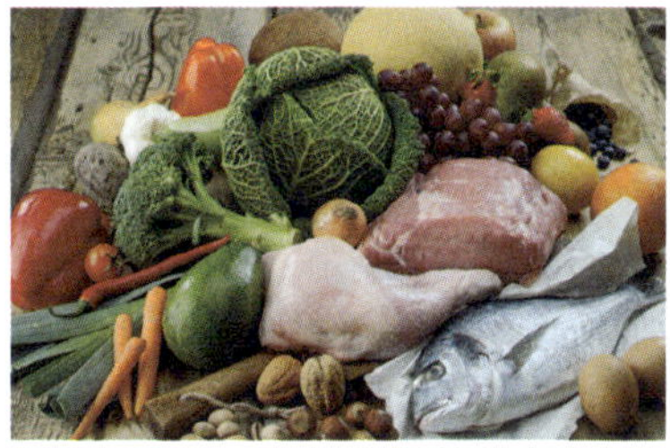

Ese punto en el que los objetos desaparecen de nuestro campo de visión se conoce como punto ciego. Ante la falta de información visual, ya sea por una ceguera parcial o porque, como en este caso, tengamos un ojo tapado, **el cerebro recrea virtualmente esa pequeña área en relación al entorno visual que la rodea y nos hace creer que vemos perfectamente.**

Sin embargo, los puntos ciegos son difíciles de percibir a menos que prestemos atención, tanto que, en nuestro día a día, el cerebro nos autoengaña en numerosas ocasiones y ni siquiera nos damos cuenta. El cerebro imagina aquello que nuestros ojos no captan y complementa esa carencia con la información que sí captamos sin que seamos conscientes de lo que ocurre.

Además, el cerebro analiza todo lo que vemos en busca de aquellas partes más difusas para corregirlas.

Del mismo modo, en el caso de aquellas personas que sufren miopía o presbicia, los ojos solo captan imágenes borrosas y el cerebro las compensa para tornarlas lo más claras posible.

La Universidad de California ha corroborado la eficacia del método y está en auge en todo el país.

Centros de investigación de referencia a nivel mundial, entre los que se encuentra dicha universidad estadounidense, han corroborado que los parches de Gabor mejoran la visión a través de la estimulación cerebral.

Para el experimento realizado en la Universidad de California se eligieron como participantes a dieciséis alumnos

—ocho mujeres y ocho hombres— y a otras dieciséis personas mayores de sesenta y cinco años —de nuevo, ocho mujeres y ocho hombres— que vivían cerca del centro. El estudio duró una semana y tanto los alumnos jóvenes como las personas mayores experimentaron una mejoría en su visión.

Una prueba similar se realizó en la Universidad de Kansas, también en Estados Unidos, y los resultados fueron excelentes: de nuevo, los participantes experimentaron una mejora visual, sin importar la edad.

En 2017, el periódico *The New York Times* se hizo eco de estos avances y publicó un artículo titulado «Entrena el cerebro y olvídate de usar gafas» que se convirtió en un fenómeno y del que, desde entonces, todo el mundo habla.

Los parches de Gabor también ayudan a prevenir la demencia senil

El aumento de la capacidad de procesamiento del cerebro es beneficioso para otros aspectos, como, por ejemplo, para prevenir la demencia. La demencia senil se origina por la pérdida de visión o por la disminución de la actividad cerebral y, al ejercitar el cerebro, los parches de Gabor ayudan a prevenir la aparición de la demencia, fortalecen la memoria y la capacidad de concentración y previenen la pérdida de memoria.

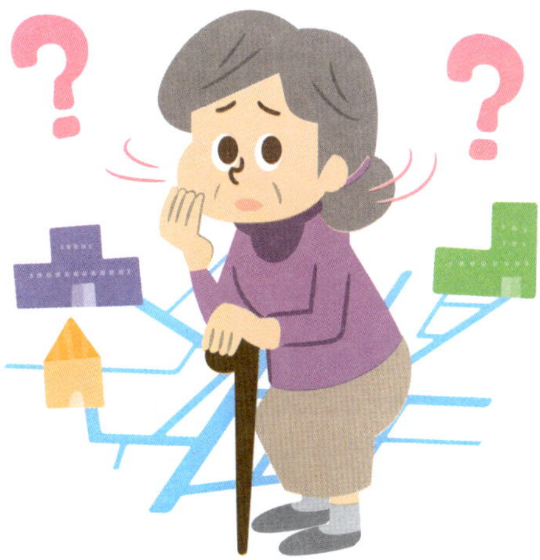

Preguntas frecuentes sobre los parches de Gabor

P ¿Durante cuánto tiempo tengo que practicar?

R El periodo mínimo para obtener resultados es de catorce días. Mucha gente empieza a notar los efectos de la rutina al cabo de veintiocho días (alrededor de un mes después de empezar).

P ¿Con qué frecuencia debo realizar los ejercicios?

R Te recomiendo que los hagas todos los días, pero si estás viviendo un periodo ajetreado y no tienes mucho tiempo, con practicar tres días a la semana será suficiente.

P ¿Puede ser perjudicial para los ojos practicar demasiado?

R No, en absoluto; practicar nunca está de más. Pero, en caso de que sientas alguna molestia en los ojos o cansancio, te recomiendo que no realices los ejercicios hasta que vuelvas a encontrarte como siempre.

P ¿Cuántas veces al día debo realizar los ejercicios y durante cuánto tiempo?

R Por lo general, te recomiendo que les dediques de tres a diez minutos. Lo ideal es que incorpores una sesión diaria a tu rutina, pero, si un día te ves con ánimos, puedes practicar dos veces o más.

P ¿Es mejor practicar por la mañana o por la noche?

R Puedes hacer los ejercicios cuando quieras, no importa el momento del día. Además, si los haces por la noche te ayudarán a relajarte después de un largo día agotador.

P ¿Seguirán siendo efectivos los ejercicios aunque los repita muchas veces?

R El hecho de que conozcas la «solución» de los ejercicios de este método no supone ninguna desventaja. Lo importante no es obtener el mayor número de respuestas correctas, sino identificar el parche de Gabor, pues con ello reforzarás la vista.

P ¿Hay un límite de edad para realizar los ejercicios?

R No, cualquiera puede usar este método con independencia de su edad. Tanto niños como personas mayores pueden trabajar para mejorar su vista.

P **¿El método es efectivo para mejorar la miopía, la hipermetropía, la presbicia y el astigmatismo?**

R Se ha demostrado científicamente que es eficaz para personas con miopía y presbicia, y se presupone que también lo es para la hipermetropía y el astigmatismo.

P **¿Hay alguna diferencia entre las personas que consiguen resultados y las que no?**

R Si el cerebro trabaja adecuadamente, los efectos de este método se notan más rápido. Si piensas que los ejercicios no sirven para nada, tardarás más en notar los efectos porque las mejoras te pasarán desapercibidas en comparación con las personas que se lo toman en serio desde un principio.

P **¿Puedo hacer los ejercicios con las gafas puestas o mientras uso lentillas?**

R Sí, no hay ningún problema.

P **No sé si tendré la fuerza de voluntad necesaria…**

R En lugar de presionarte para incorporar la rutina completa en tu día a día, tómatelo con calma y haz lo que te apetezca hacer para así disfrutar de la experiencia y animarte a mantenerla a lo largo del tiempo. Por ejemplo, un día puedes dedicarlo a la termoterapia (pp. 86-87), otro, al ejercicio de perspectiva (p. 84) y el siguiente, a los ejercicios con los parches de Gabor. Evidentemente, si practicas con los parches de Gabor todos los días, notarás los efectos antes. Lo importante es no caer en la pereza, pues es posible que eso te aleje de la meta.

¡Es el momento de ponerlo en práctica!

Aquí están los parches de Gabor

Cómo hacerlo

1. Mira las rayas (parches de Gabor) de la esquina superior izquierda de la página.
2. Encuentra todos los patrones de rayas que sean iguales.
3. A continuación, elige el parche de la derecha o el de abajo (no importa cuál) y busca de nuevo otro que sea igual a ese.
4. Cuando termines, haz lo mismo con el siguiente parche y, así, sucesivamente.
5. Practica de tres a diez minutos.

* No es necesario que comiences los ejercicios por el parche de la esquina superior izquierda; puedes elegir cualquiera. Del mismo modo, el segundo parche tampoco tiene que estar al lado del primero. Puedes seleccionar aleatoriamente el primer parche e ir ascendiendo en la fila, por ejemplo. Lo fundamental es que te diviertas y, para eso, lo mejor es pensar en estos ejercicios como si fueran un juego.

Este libro tiene ejercicios programados para cuatro semanas, desde el día 1 al día 28. Puedes empezar por el principio y seguir el orden propuesto, aunque no es necesario. El orden que sigas no afectará a los resultados en absoluto.

* Si sufres de alguna enfermedad crónica, consulta a tu médico. En caso de que sientas alguna molestia durante la realización de los ejercicios de este método, por favor, no continúes practicando.

¡Diviértete con los parches de Gabor!

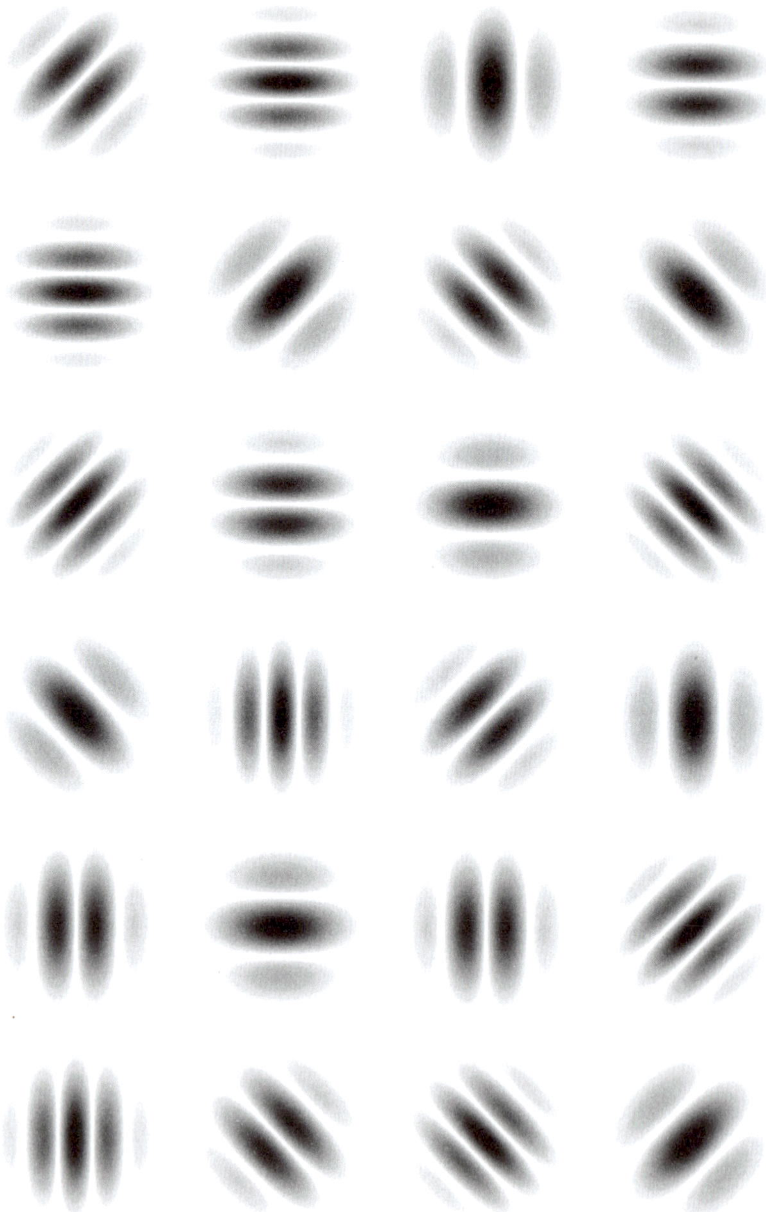

Solución en la p. 54

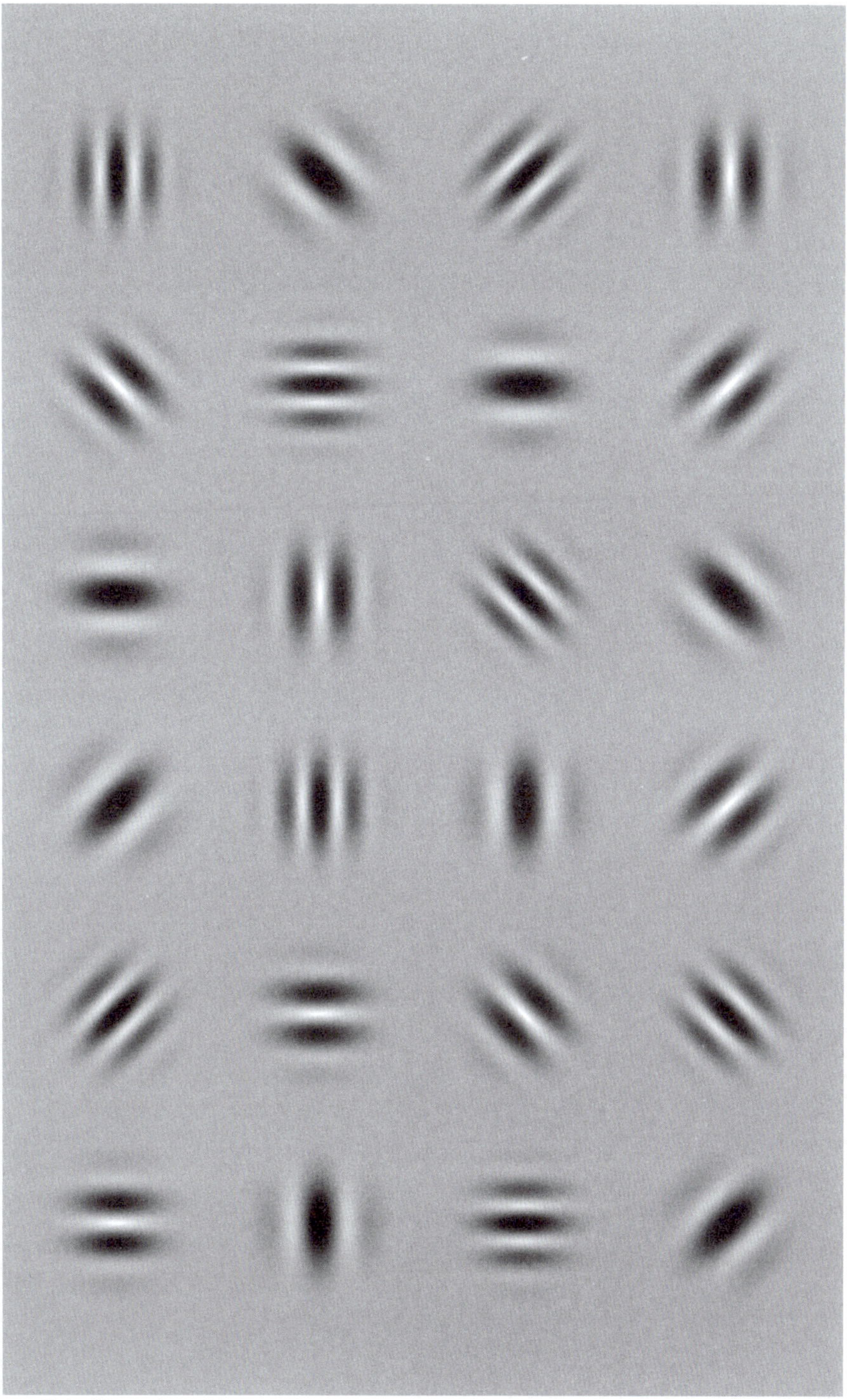

Solución en la p. 54

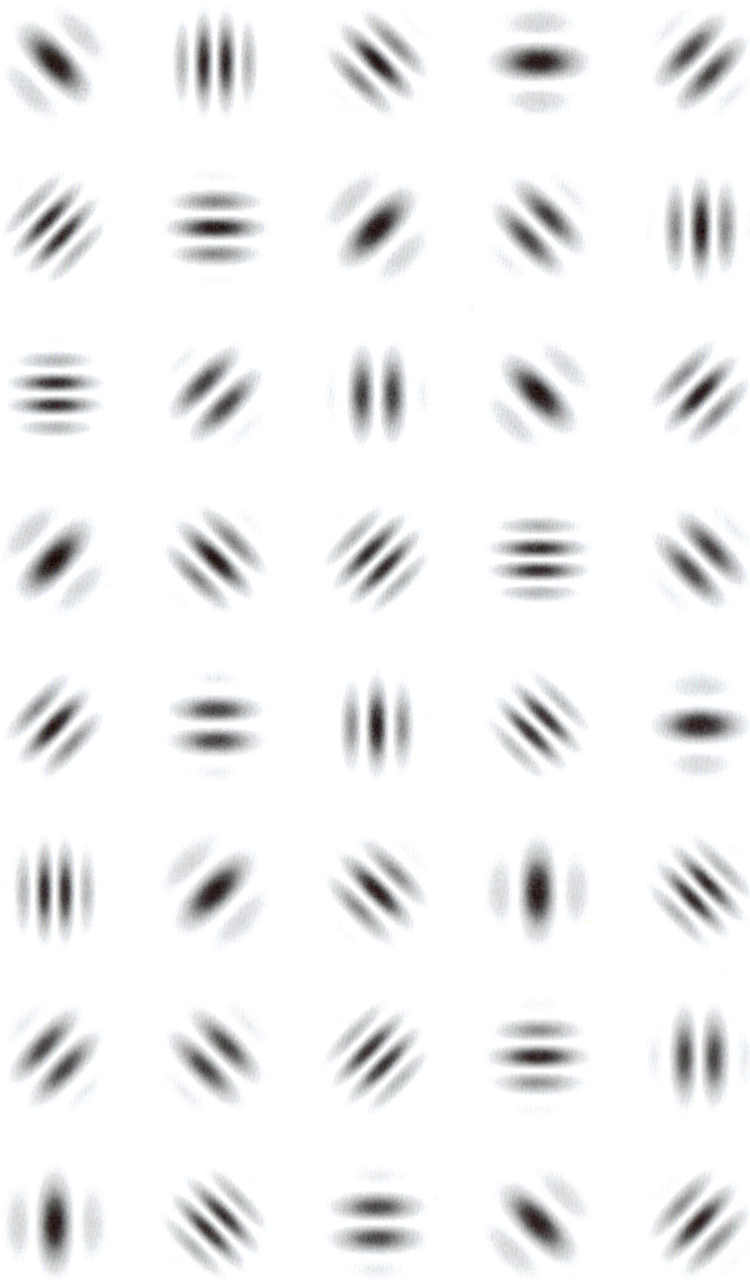

Solución en la p. 55

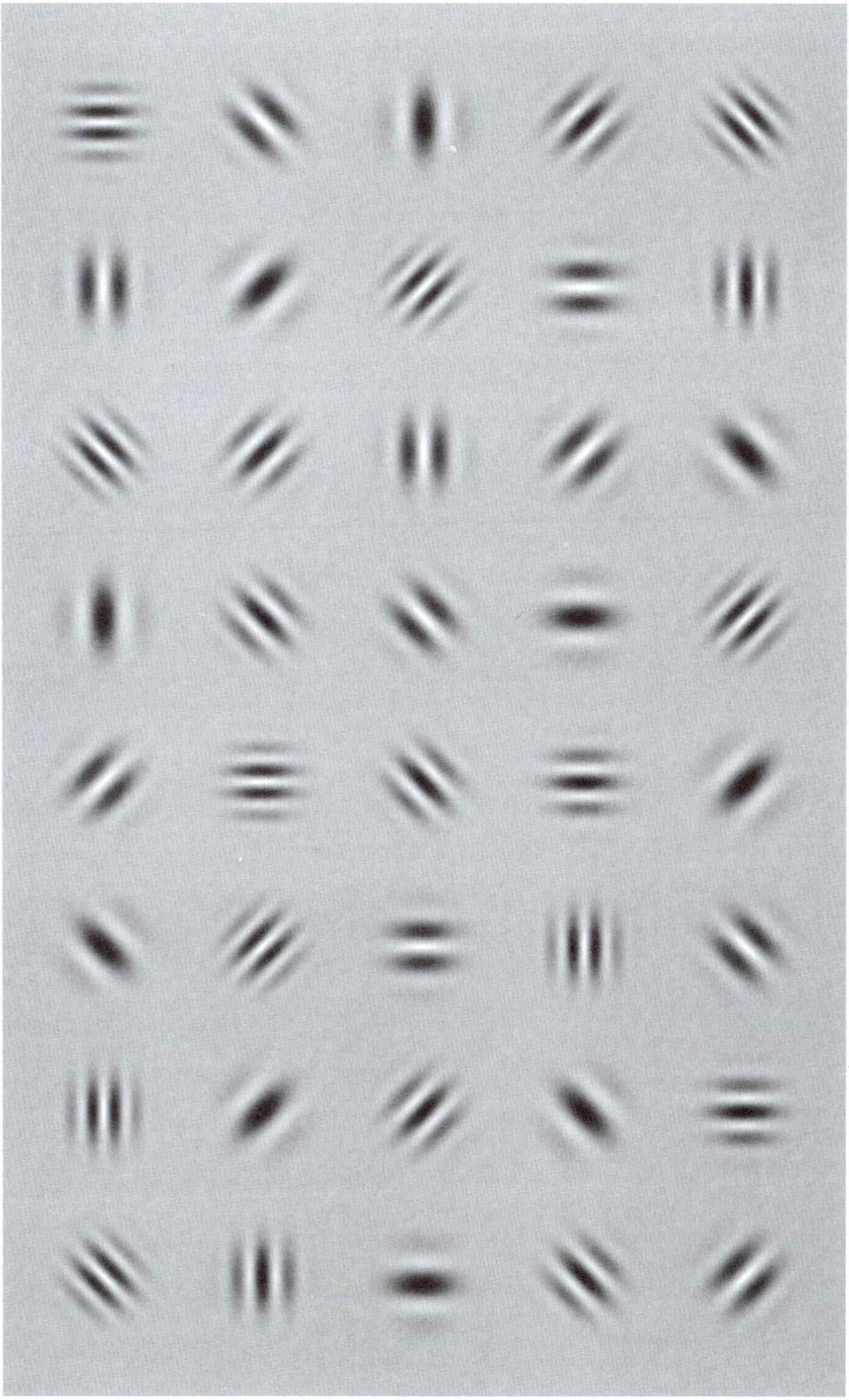

Solución en la p. 55

Solución en la p. 56

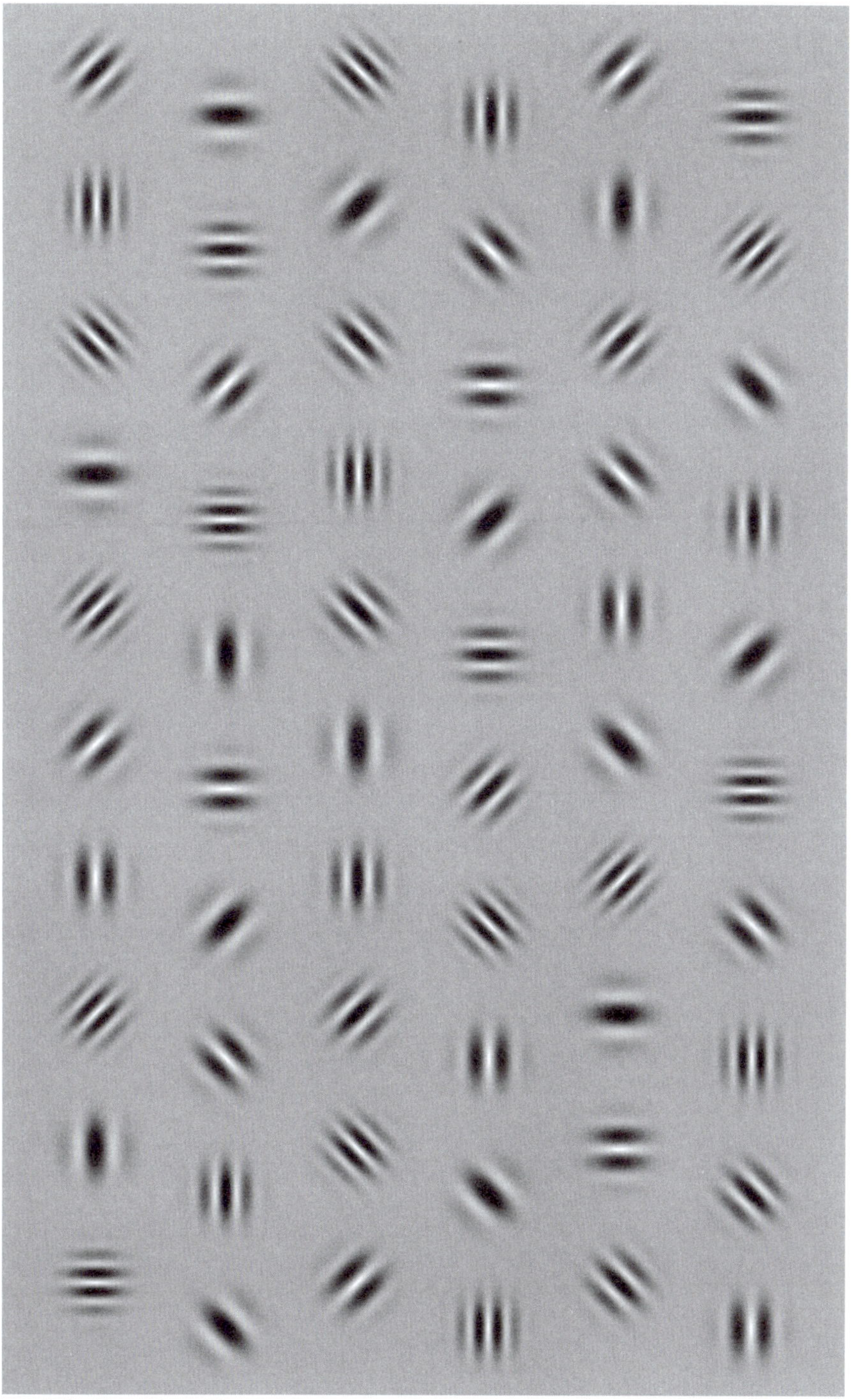

Solución en la p. 57

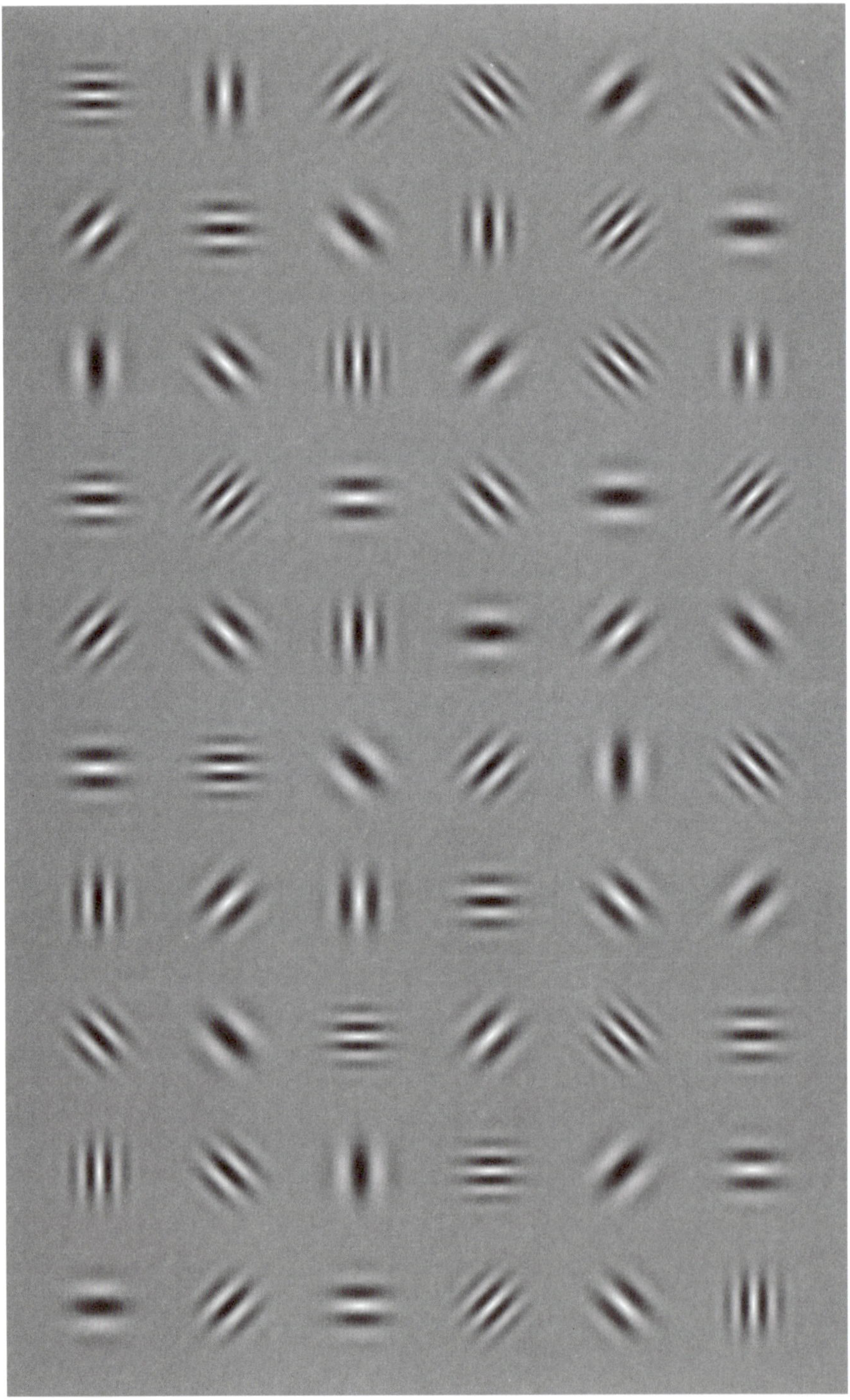

Solución en la p. 58

¿Ya le has cogido el truco? ¡Vamos a por la segunda semana!

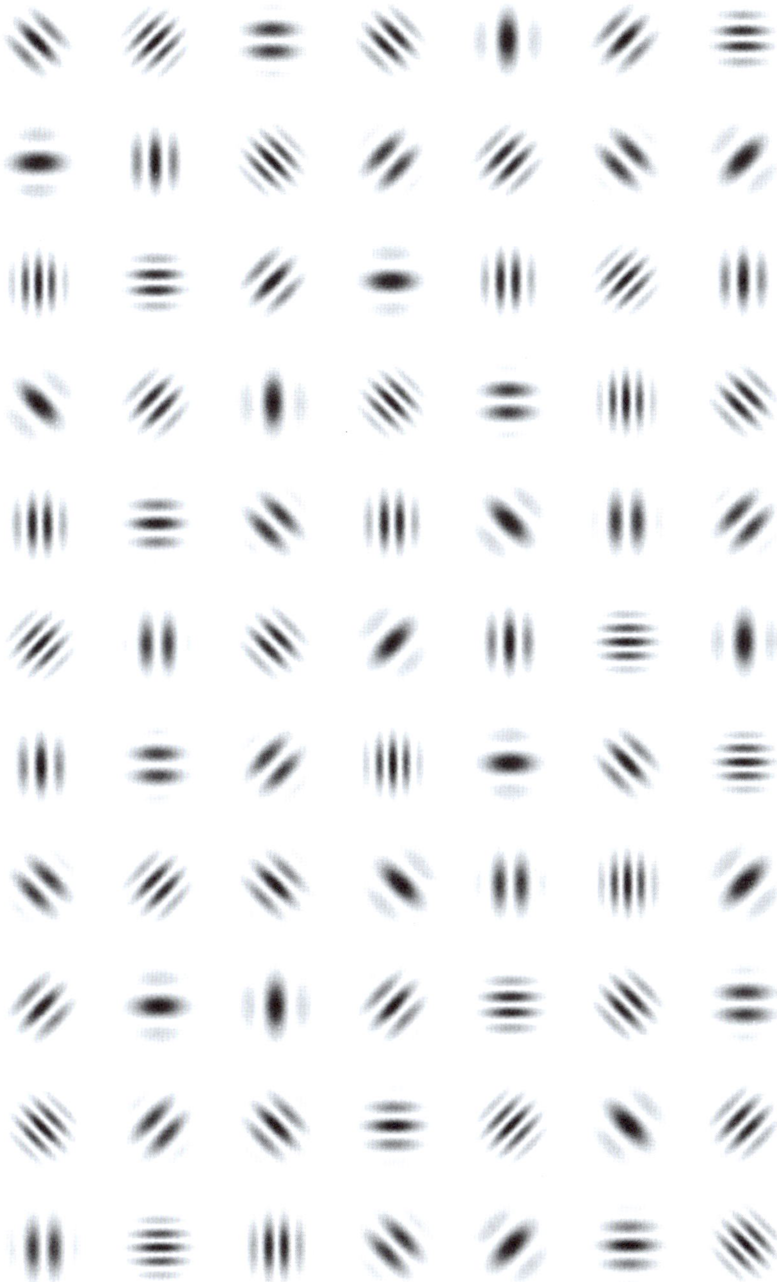

Solución en la p. 59

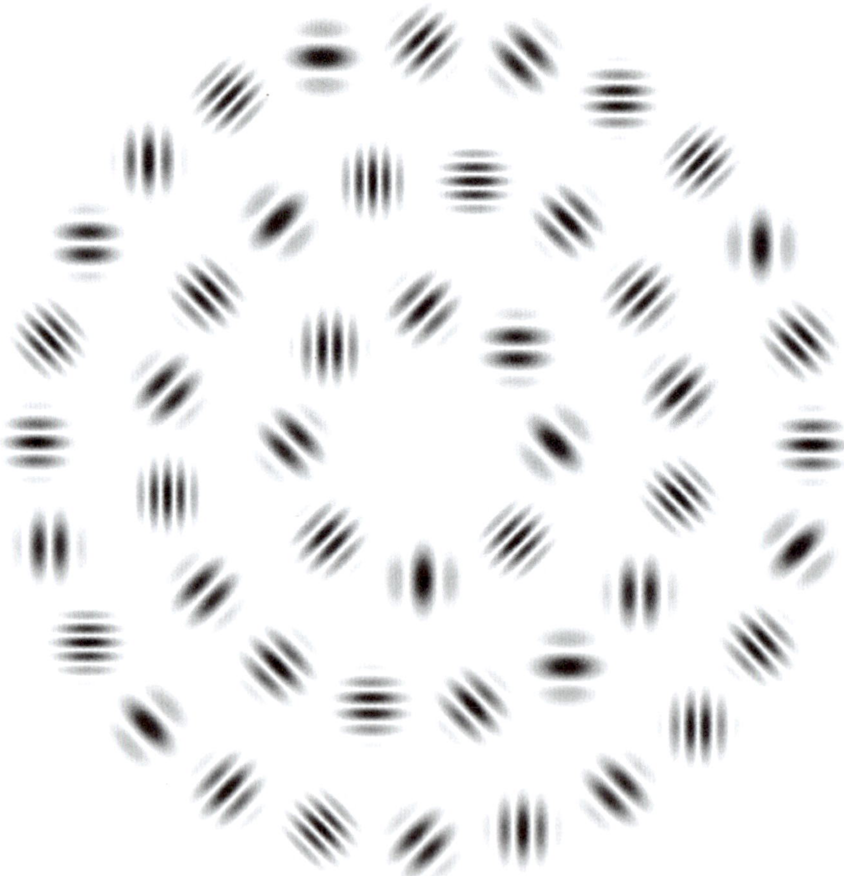

Solución en la p. 60

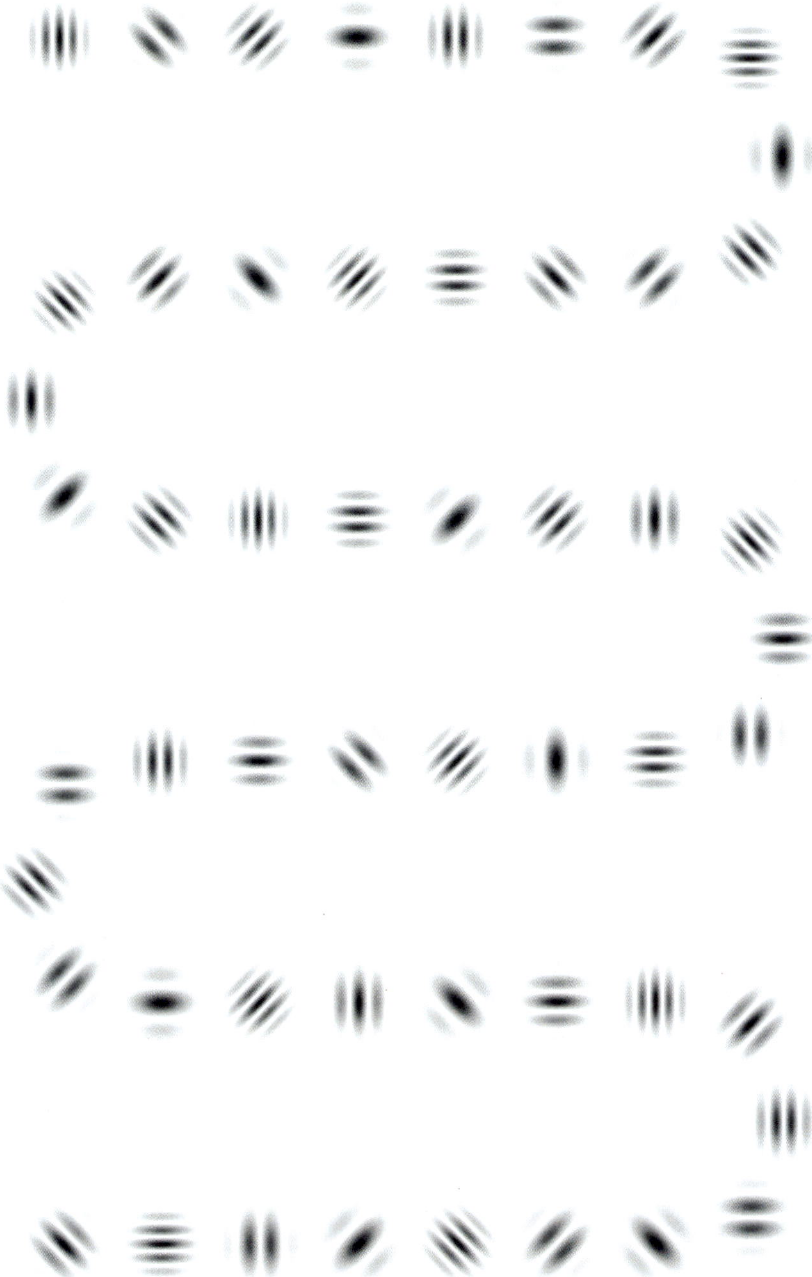

Solución en la p. 61

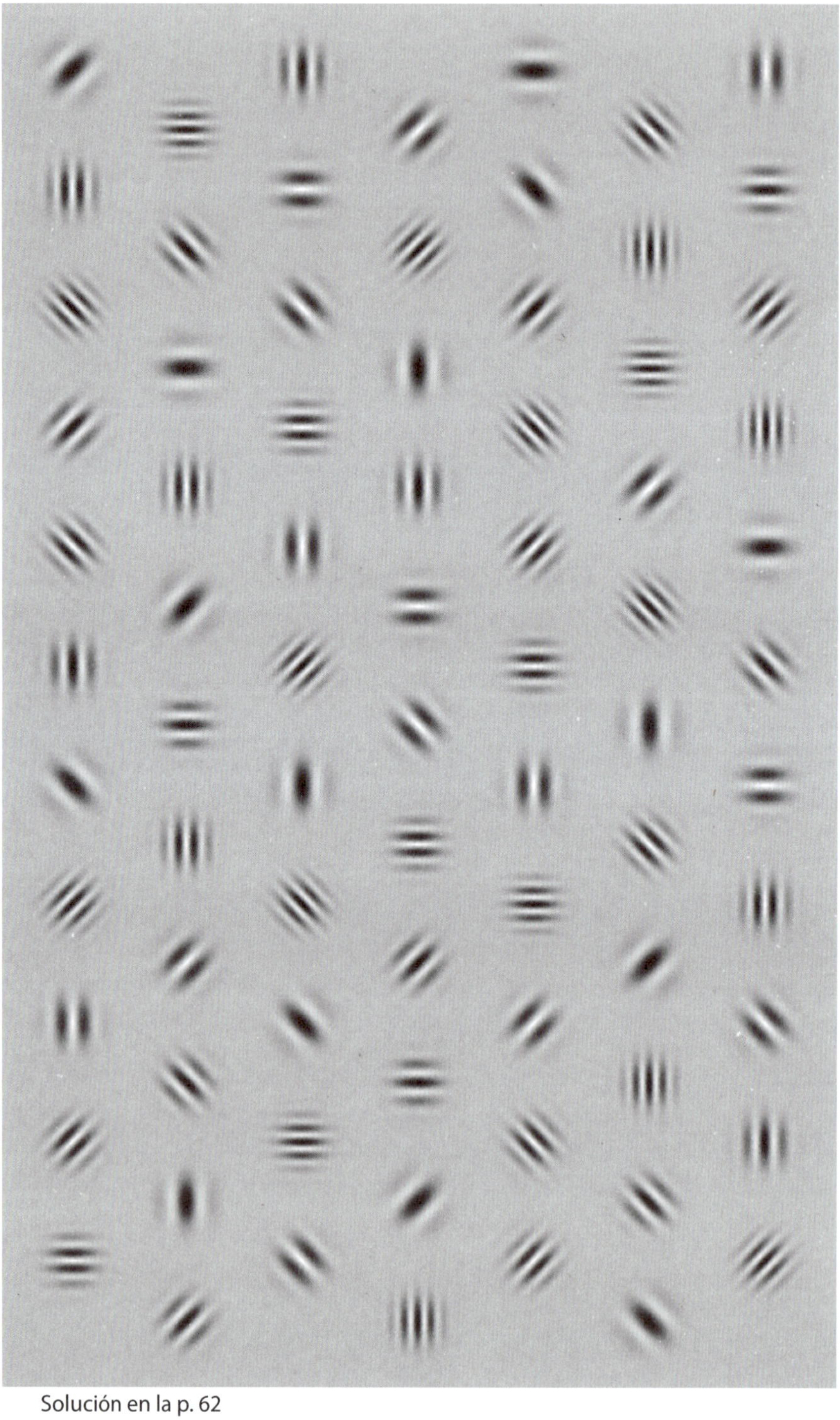

Solución en la p. 62

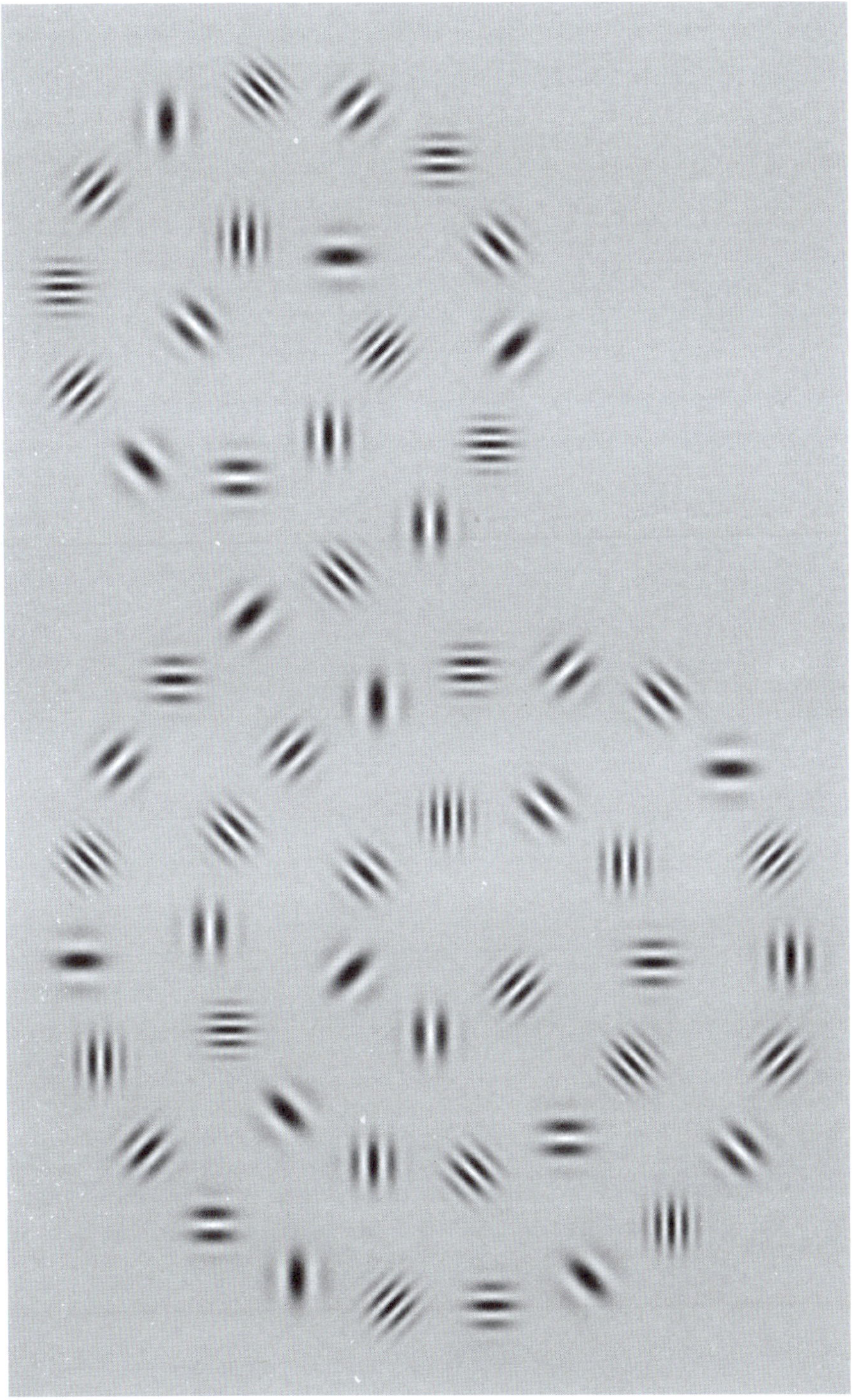

Solución en la p. 63

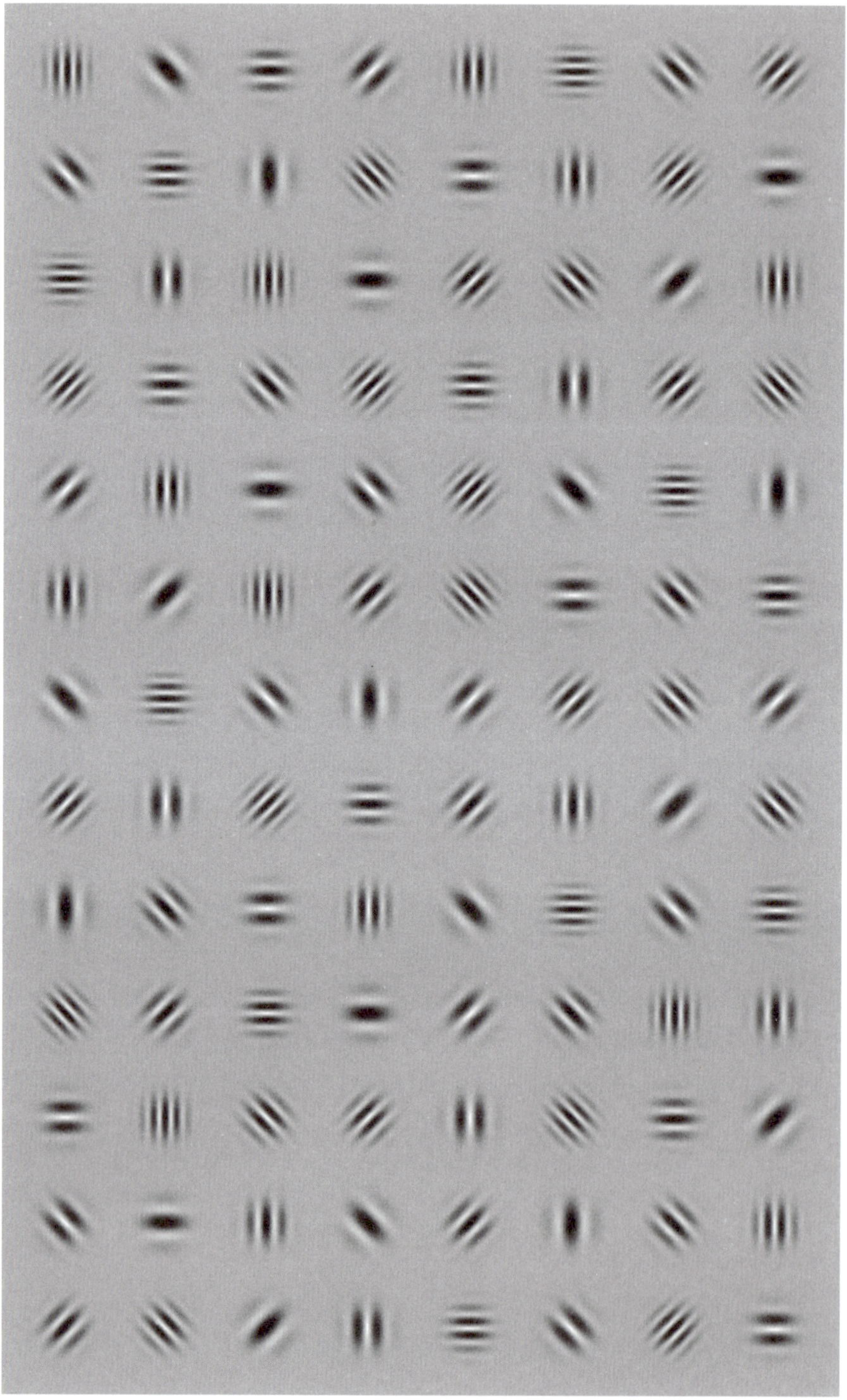

Solución en la p. 64

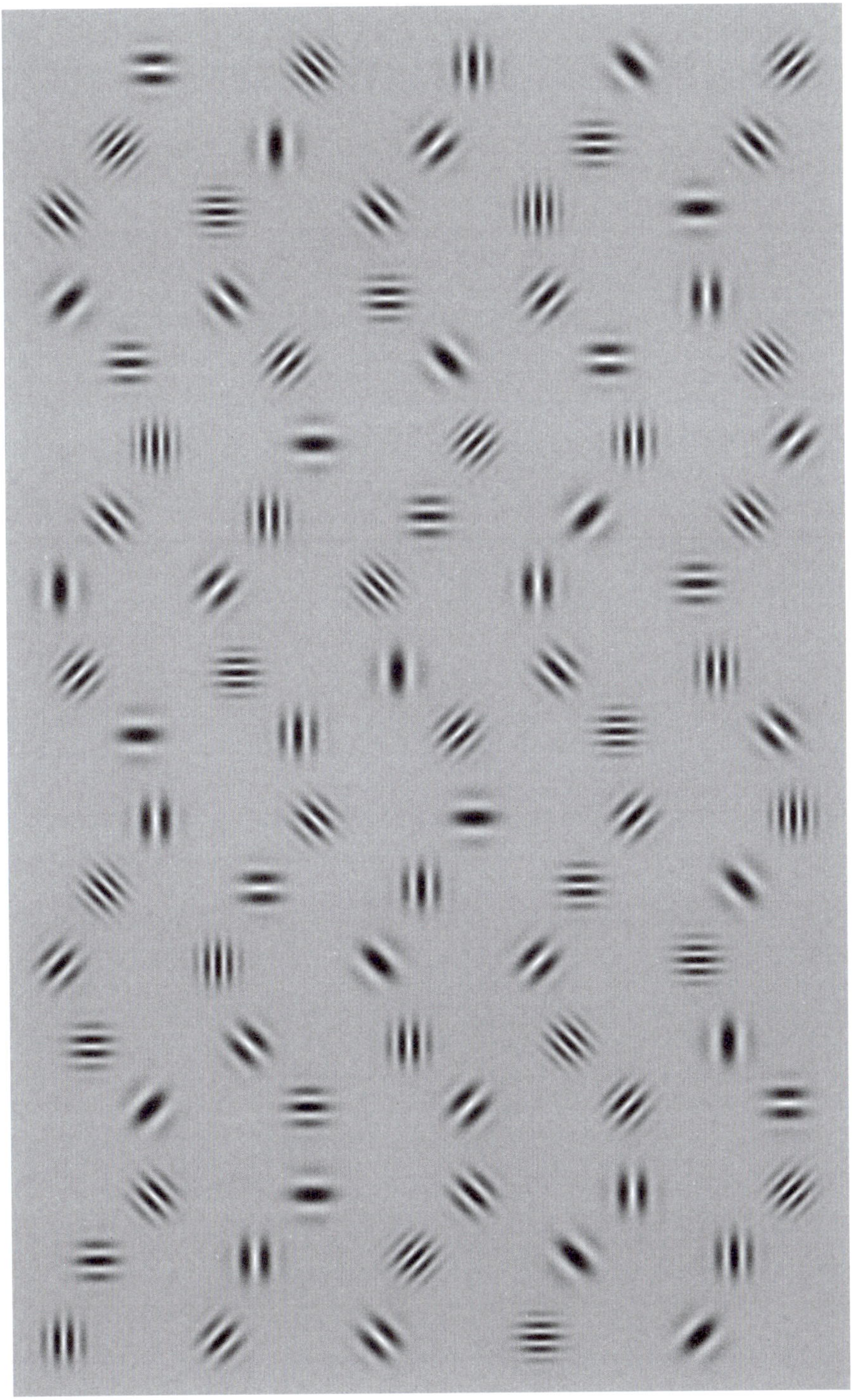

Solución en la p. 65

Estamos a mitad de camino. ¡Continuemos!

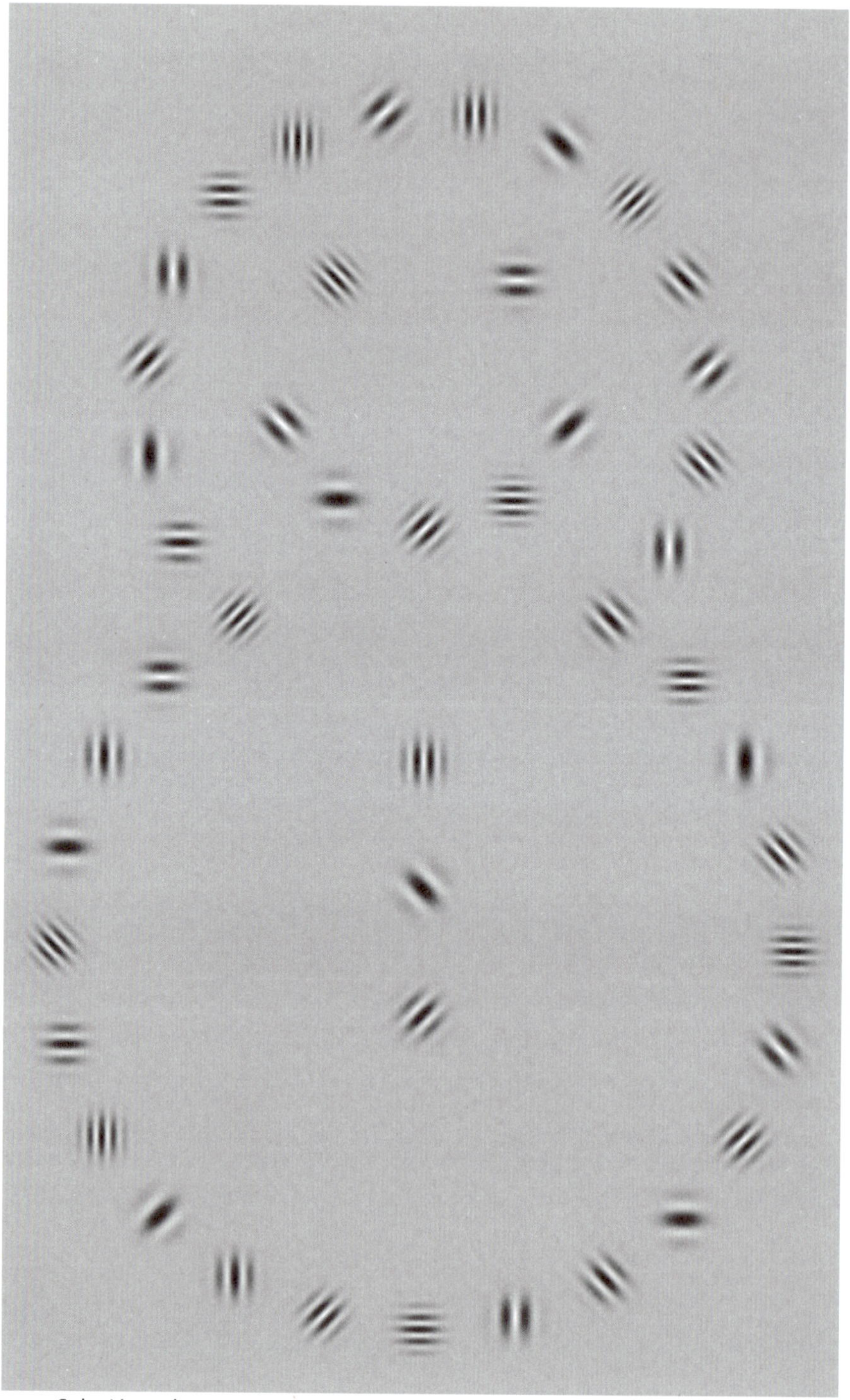

Solución en la p. 66

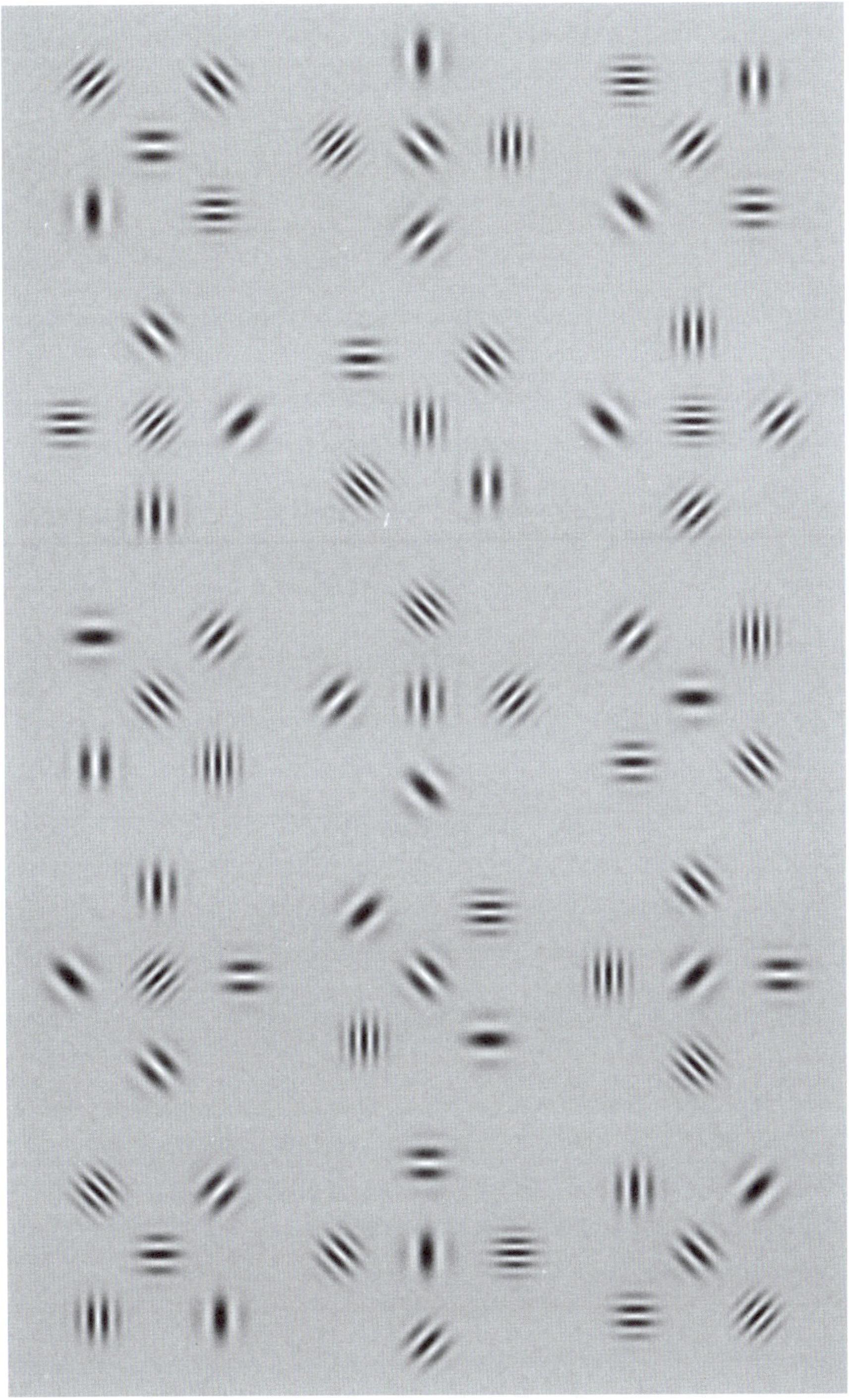

Solución en la p. 67

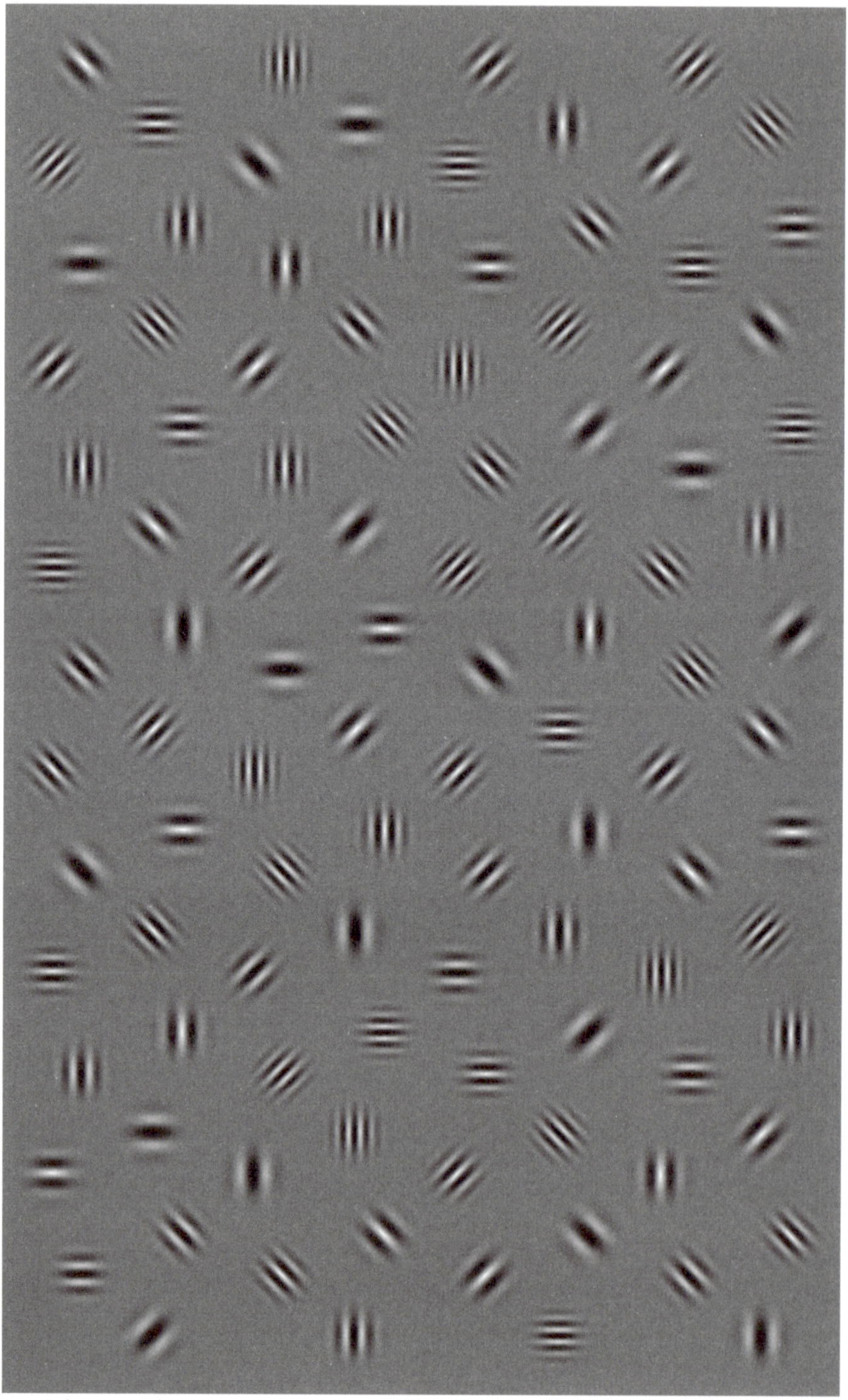

Solución en la p. 68

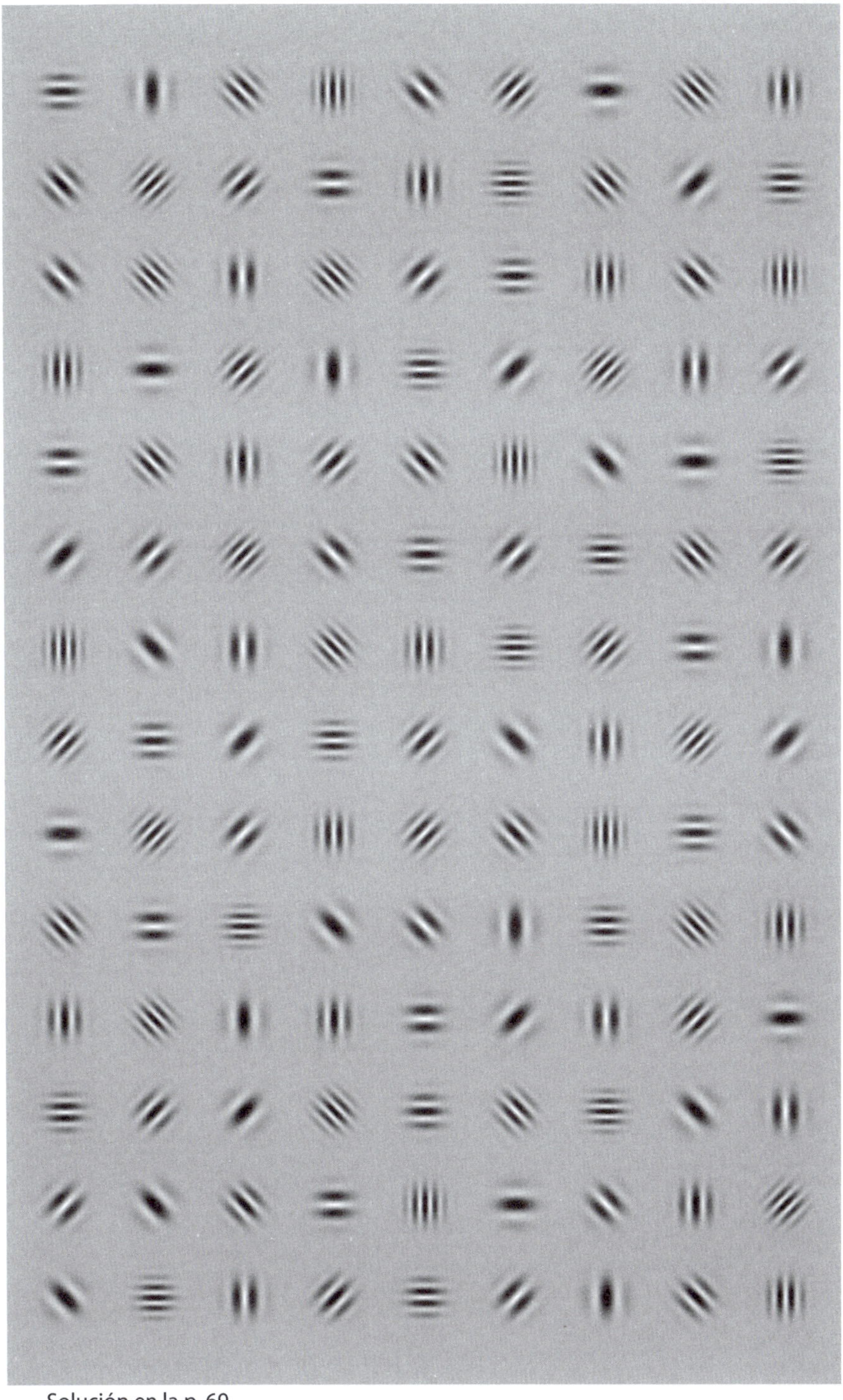

Solución en la p. 69

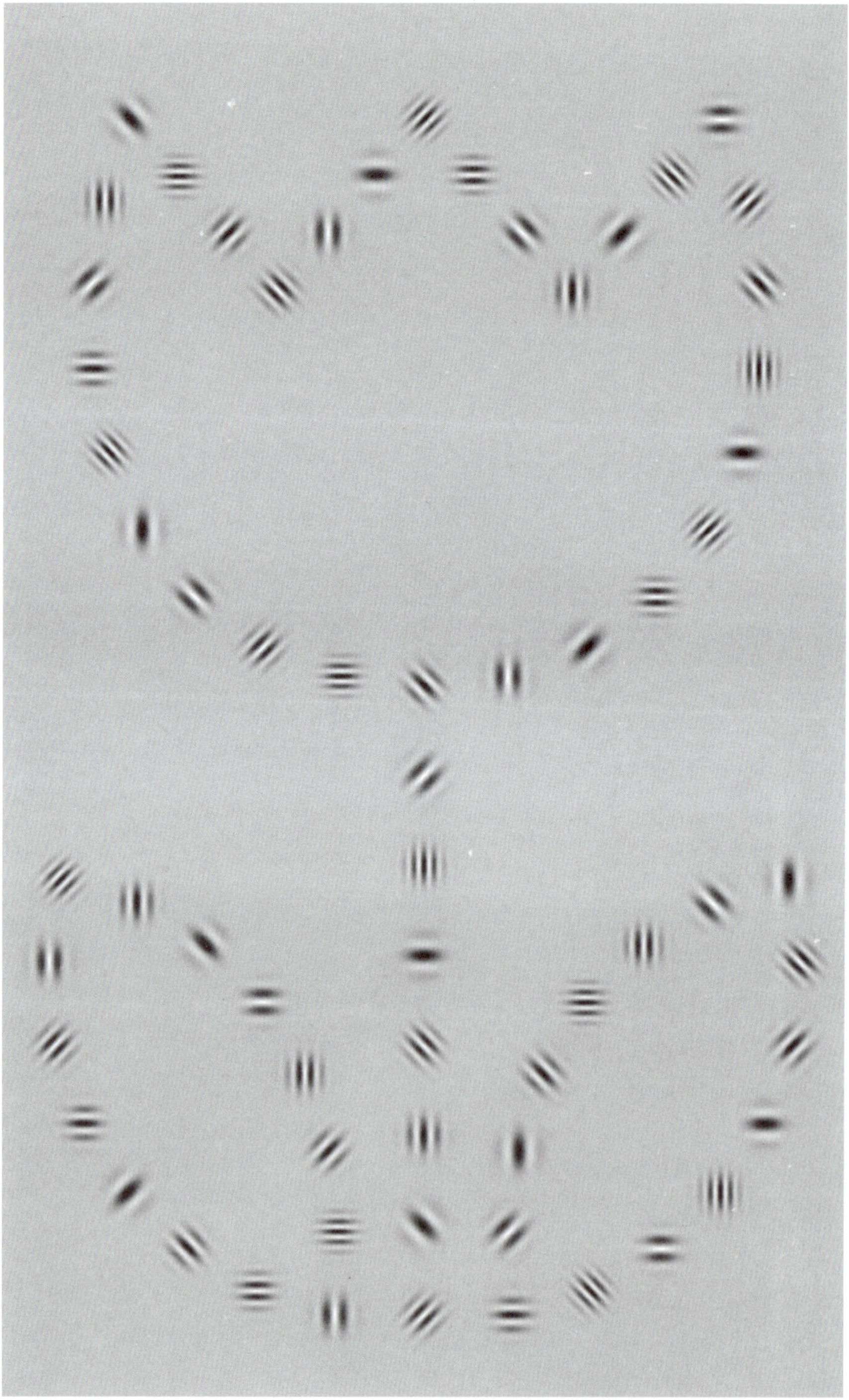

Solución en la p. 70

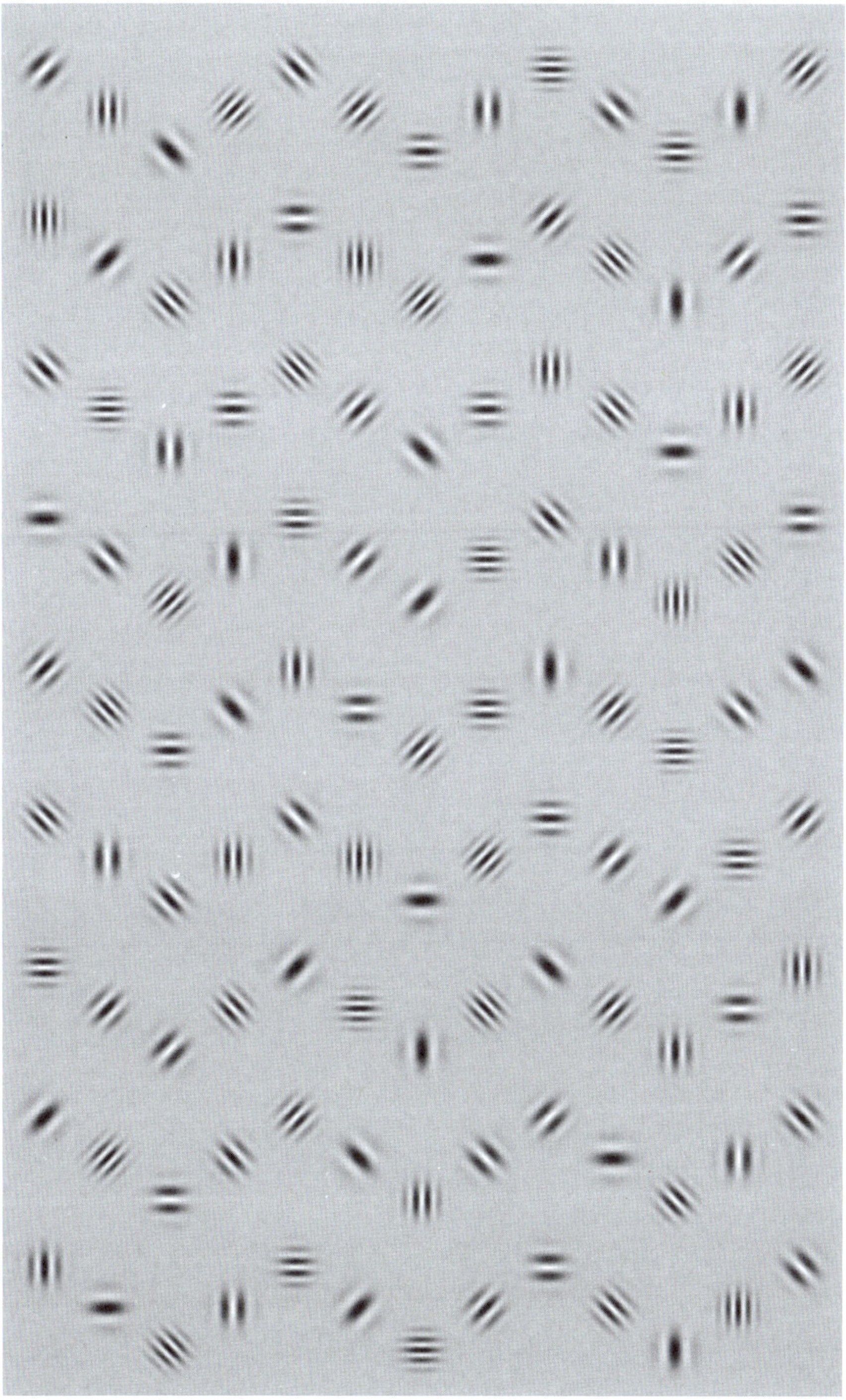

Solución en la p. 71

Solución en la p. 72

Estás en la recta final. ¡A por la última semana!

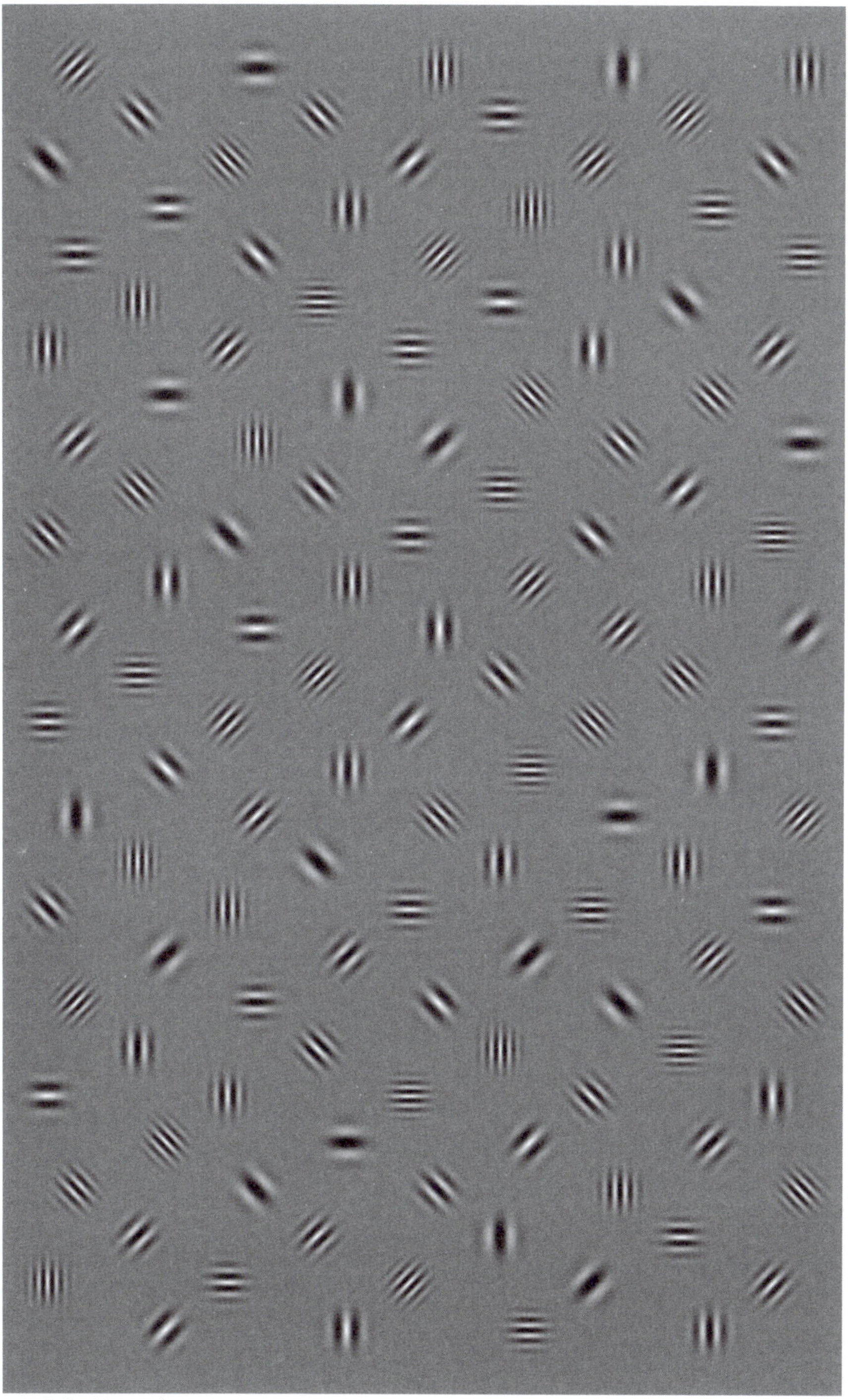

Solución en la p. 73

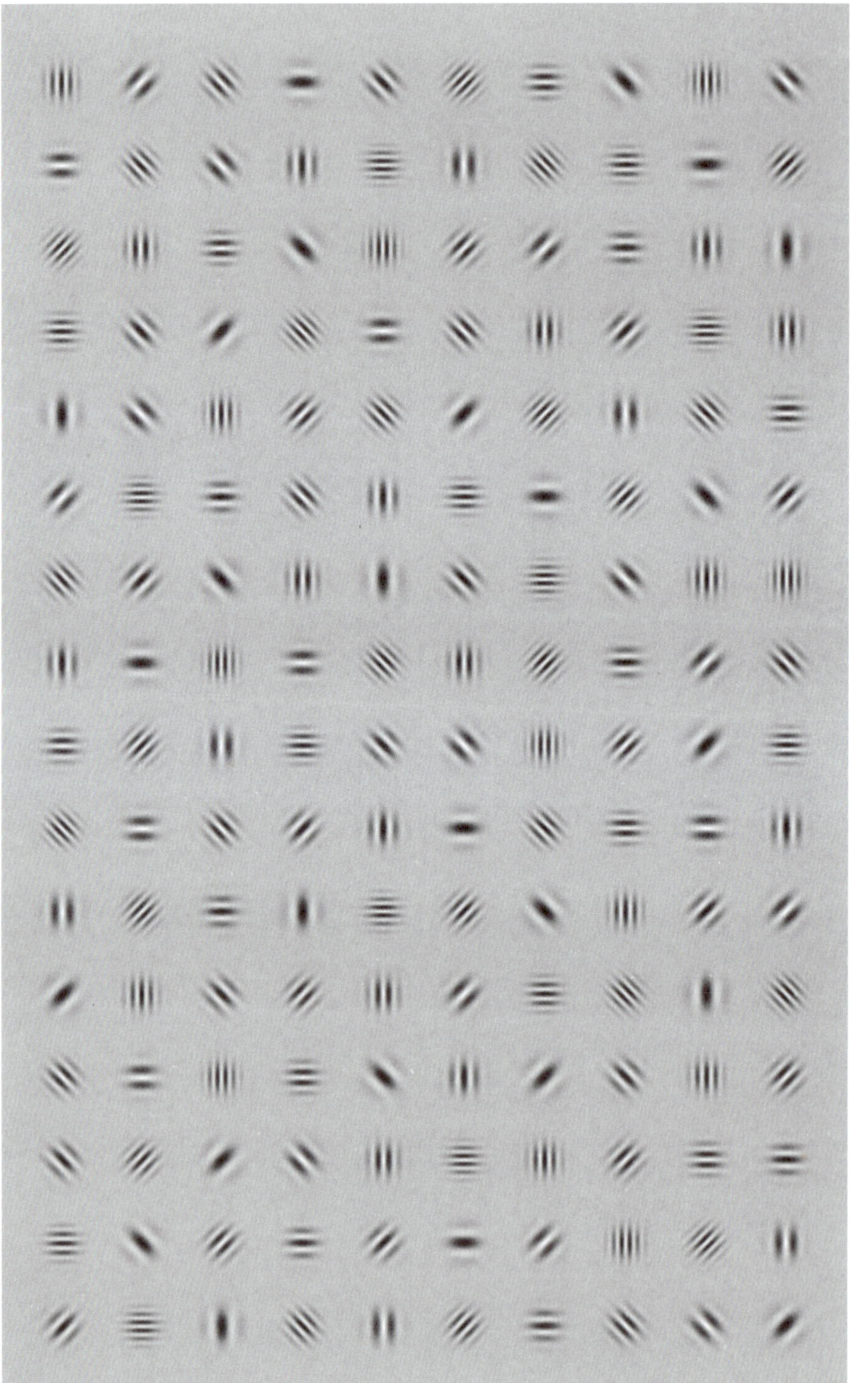

Solución en la p. 74

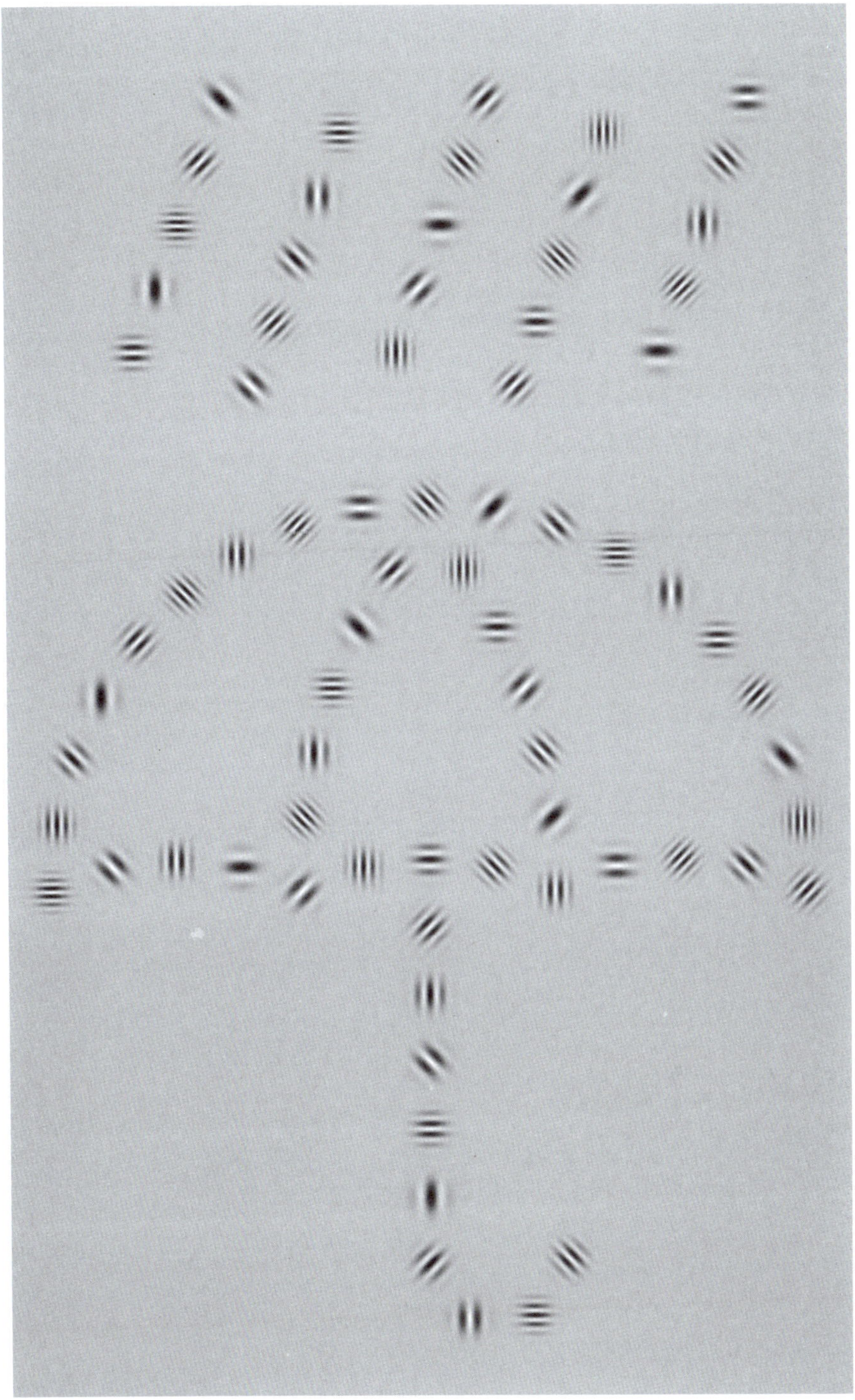

Solución en la p. 75

Solución en la p. 76

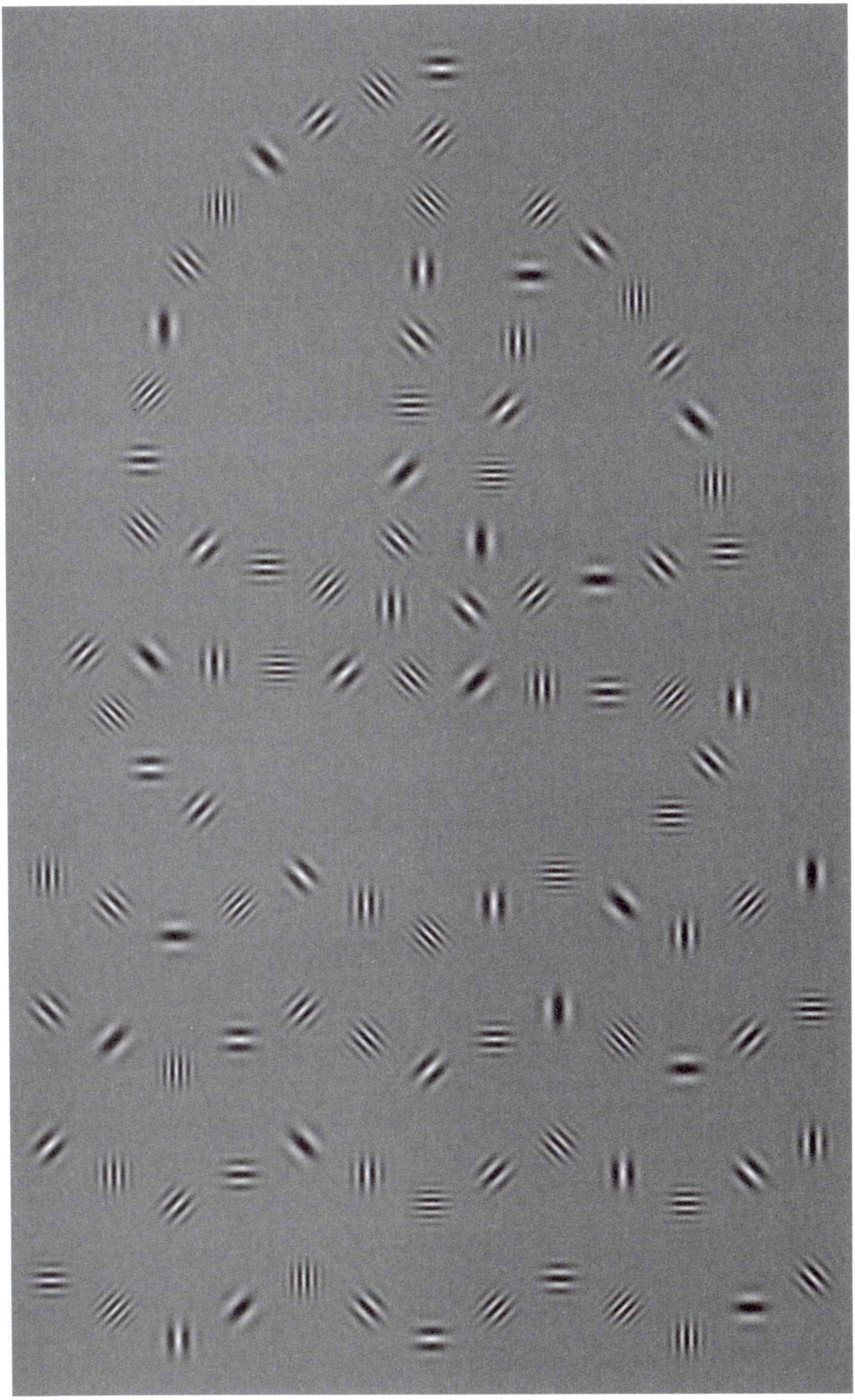

Solución en la p. 77

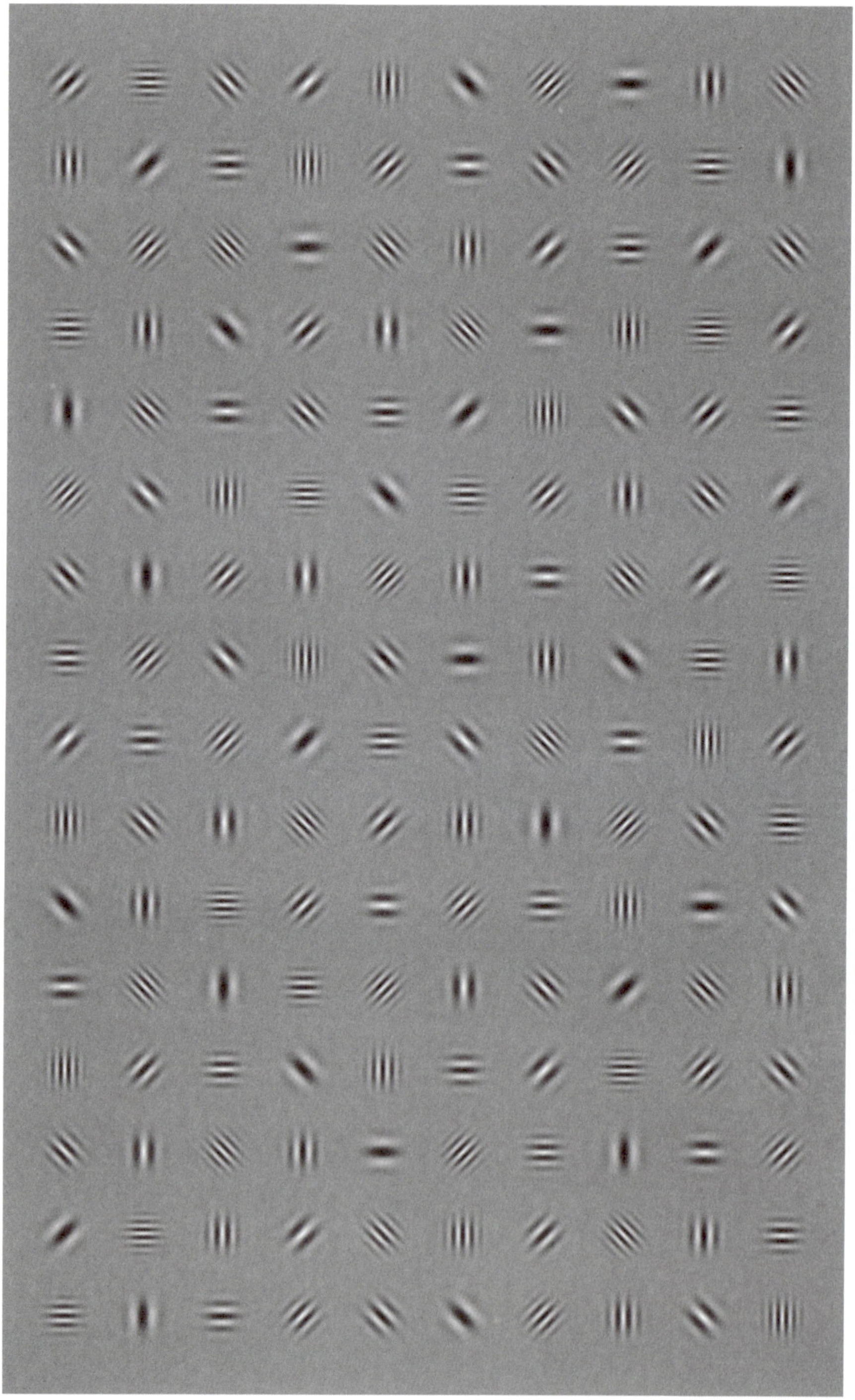

Solución en la p. 78

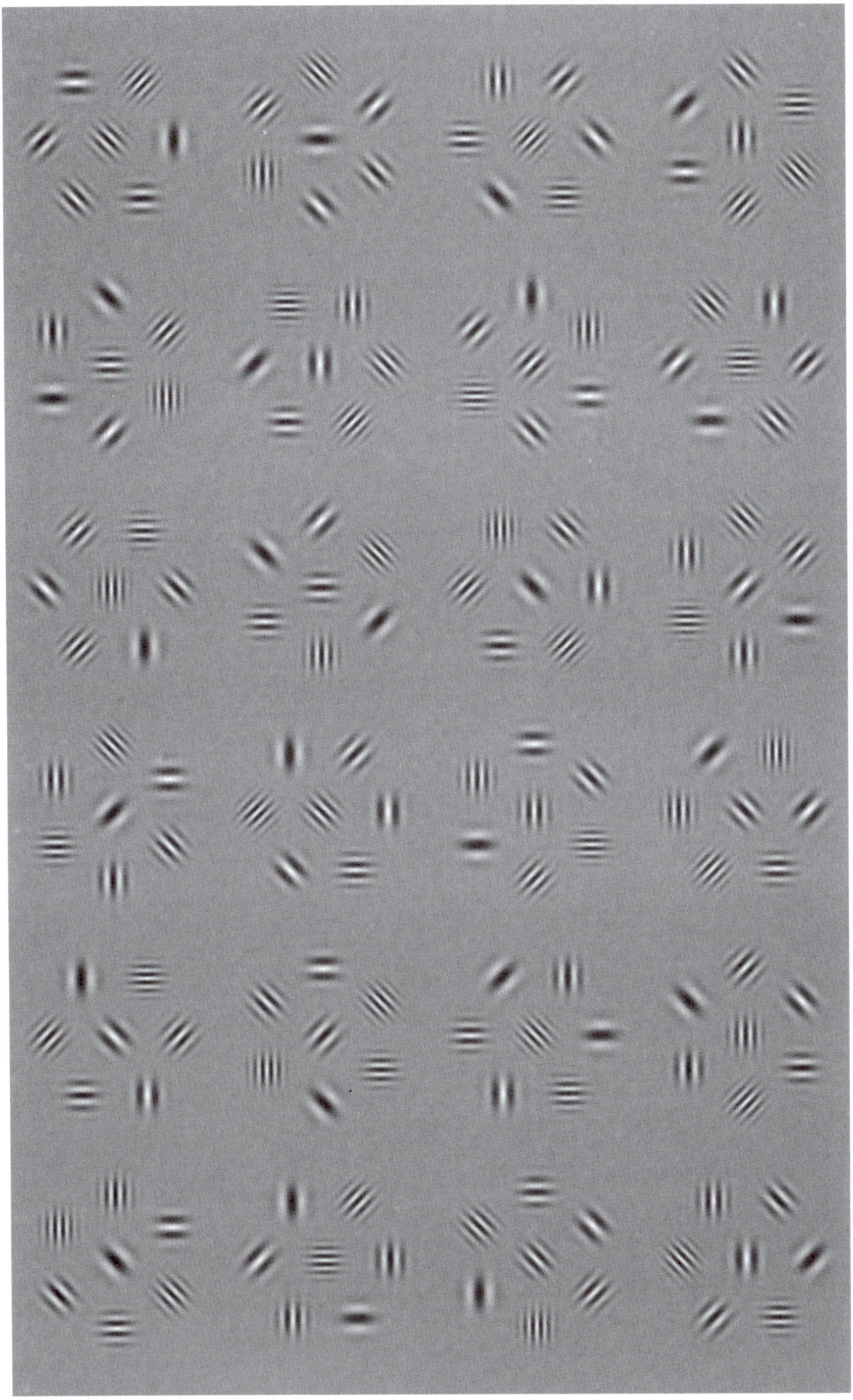

Solución en la p. 79

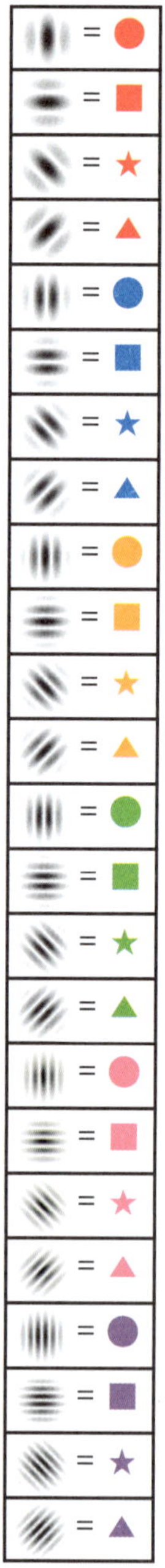

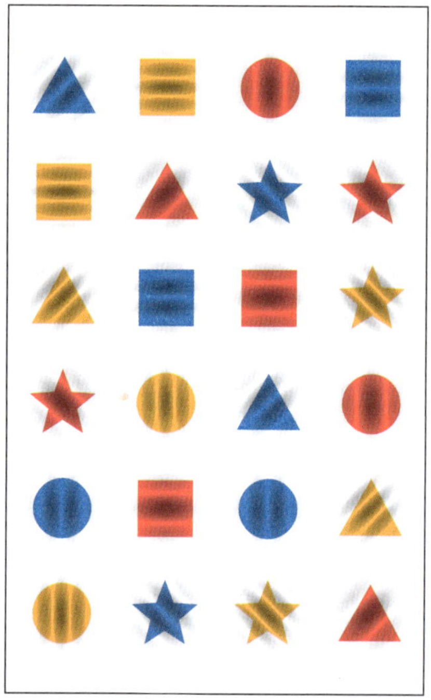

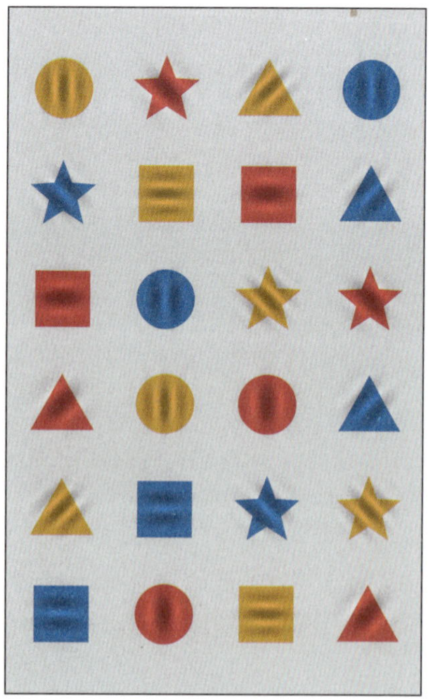

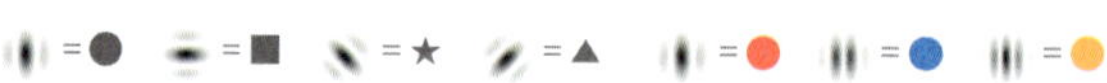

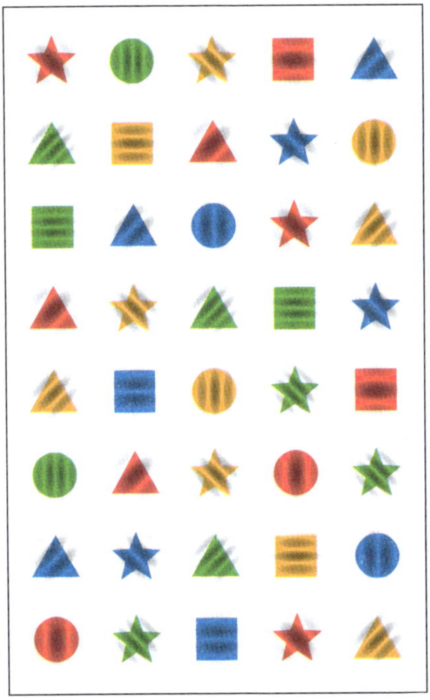

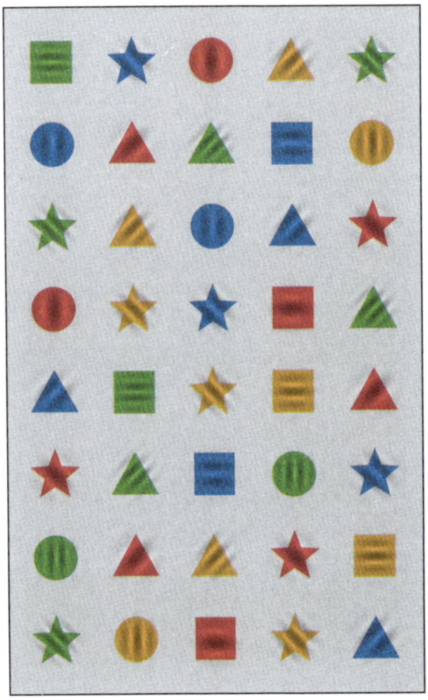

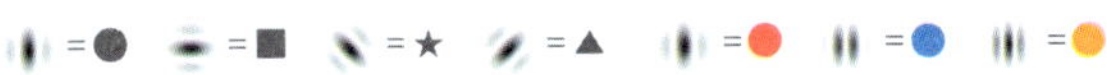

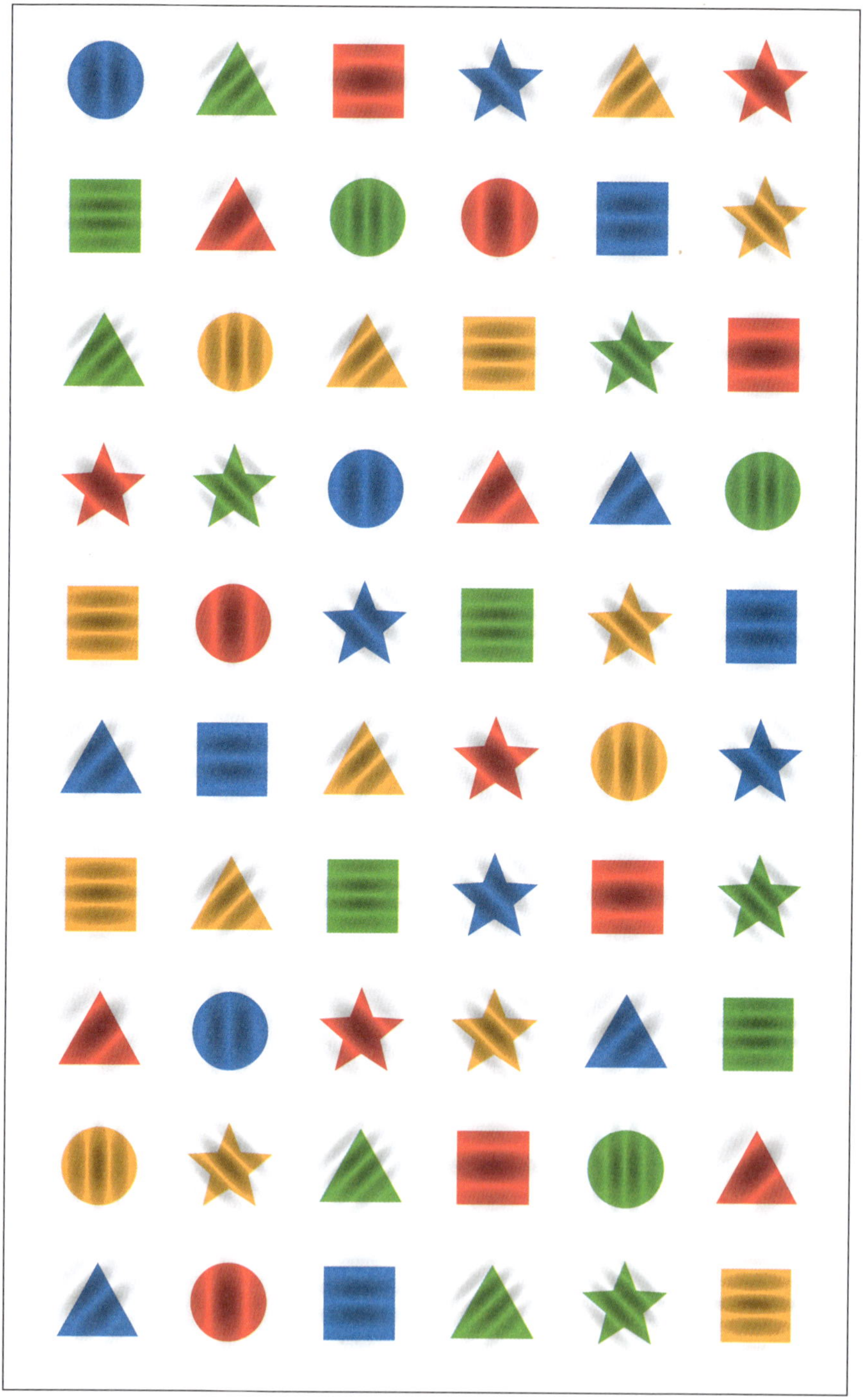

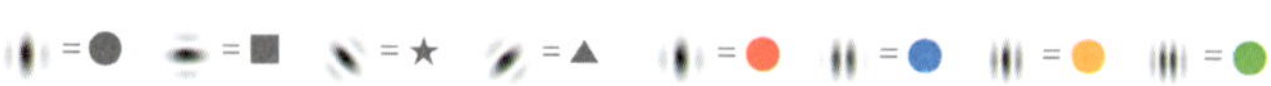

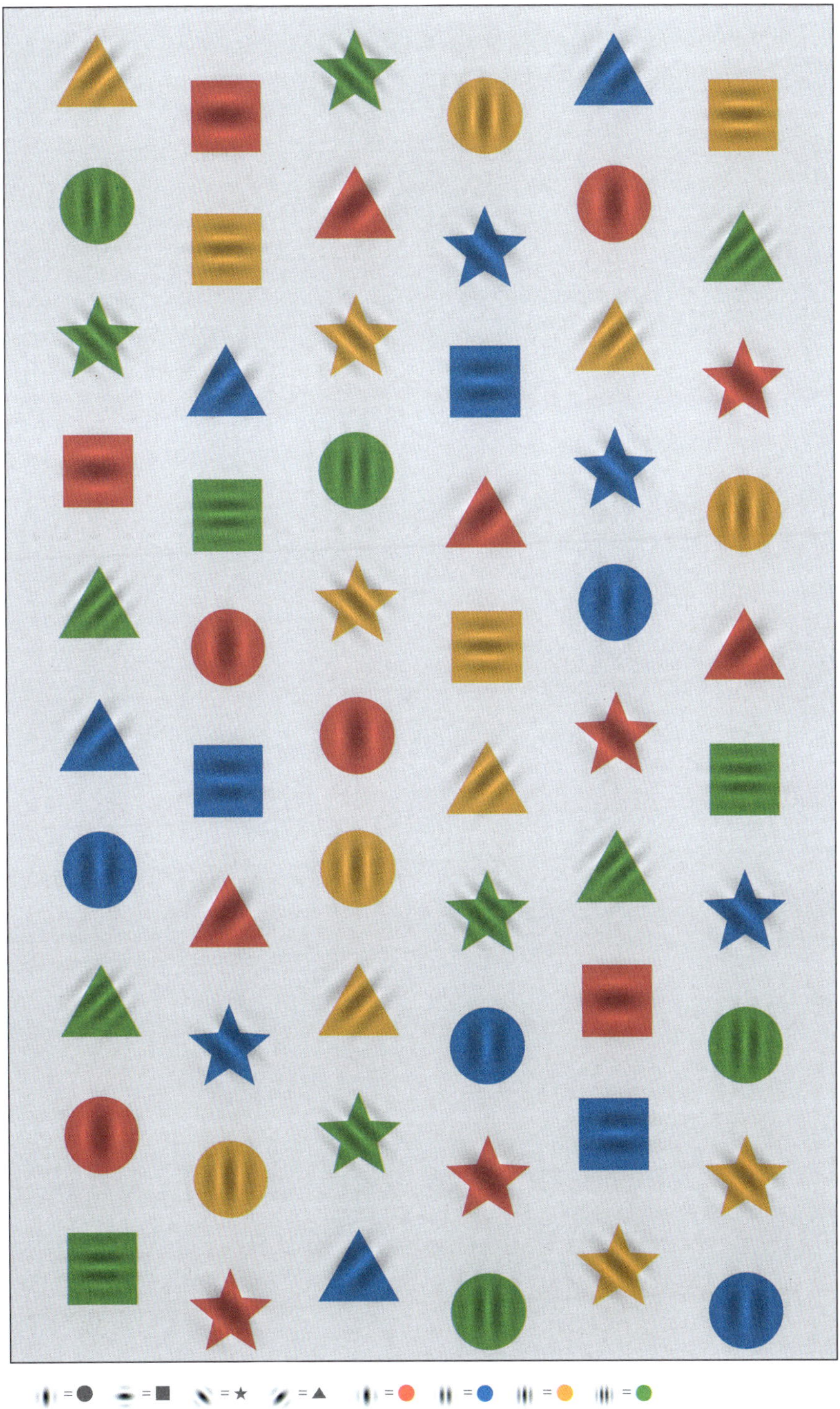

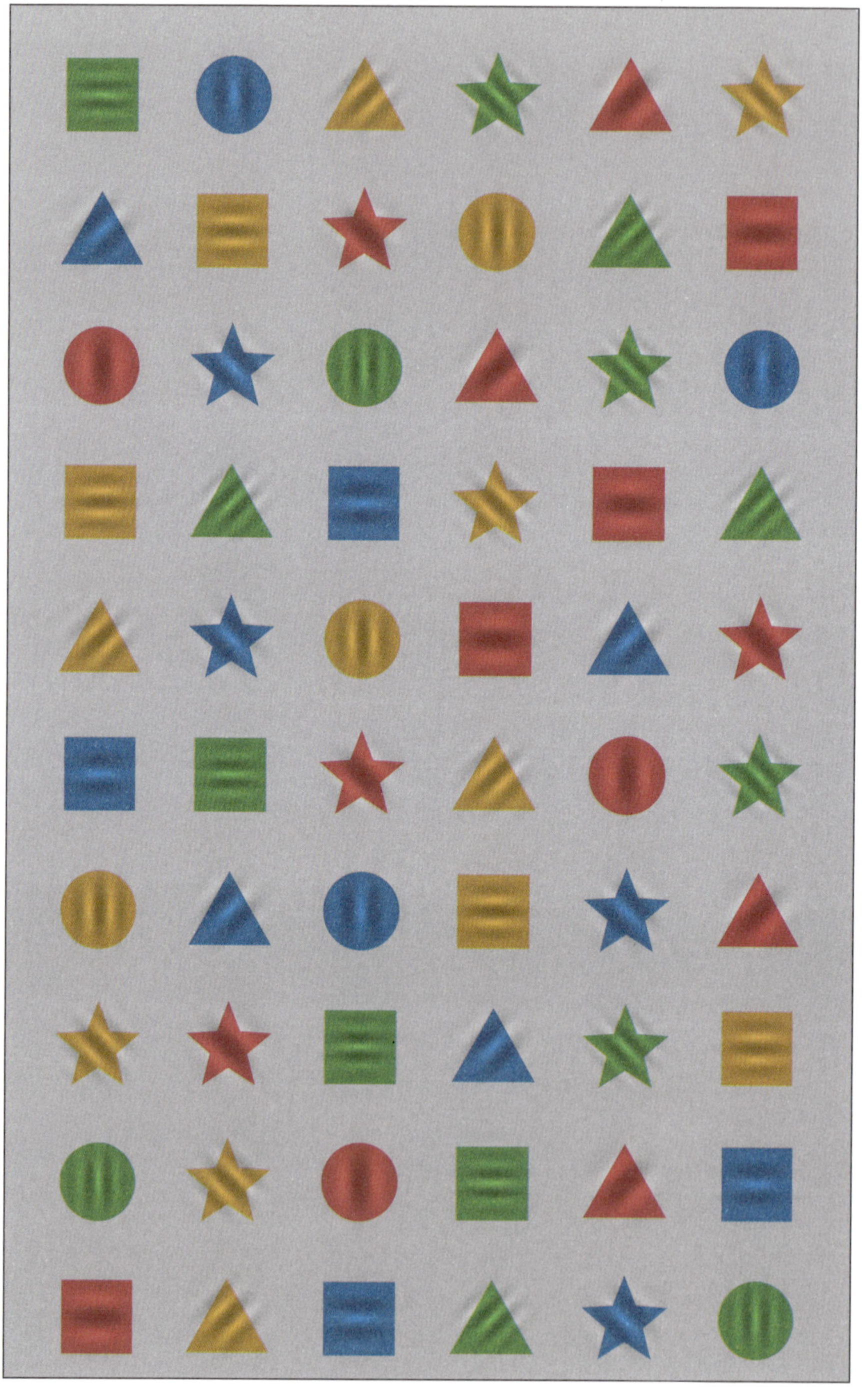

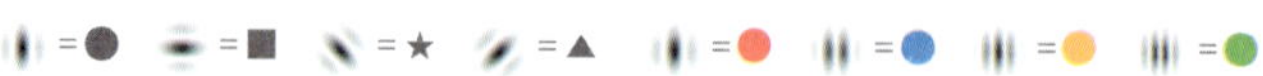

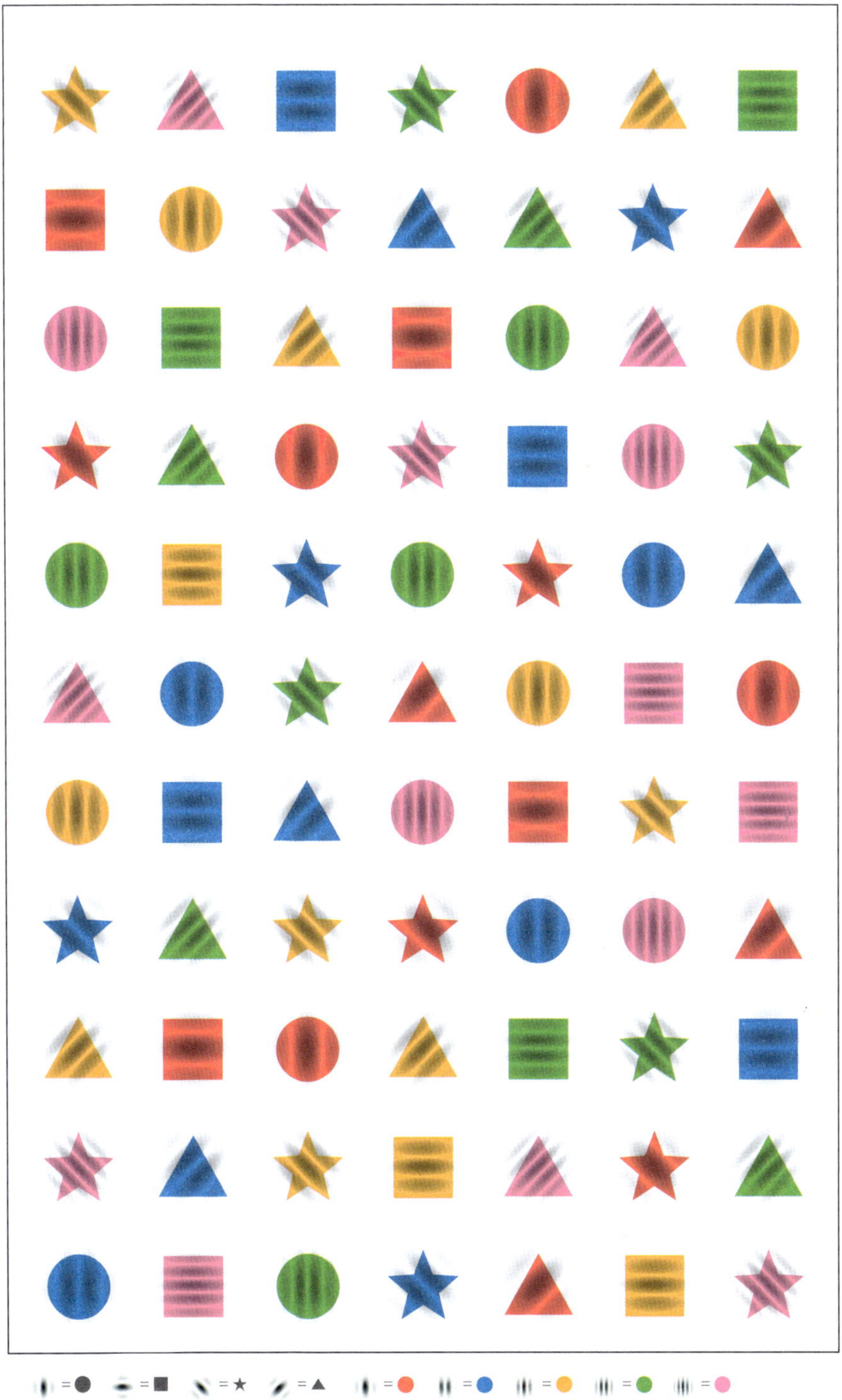

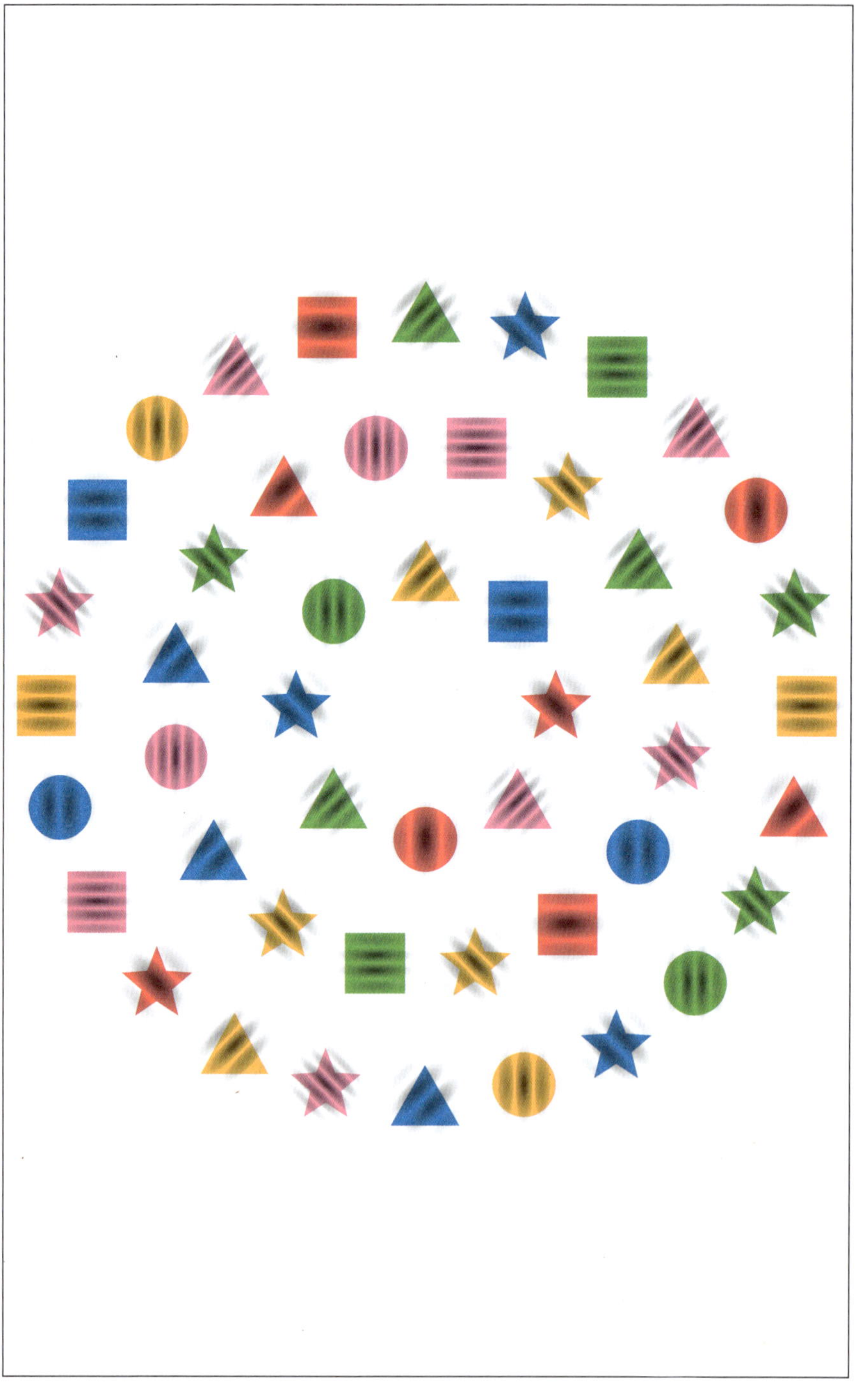

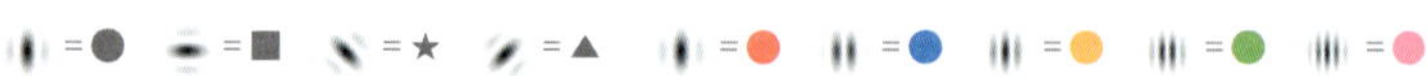

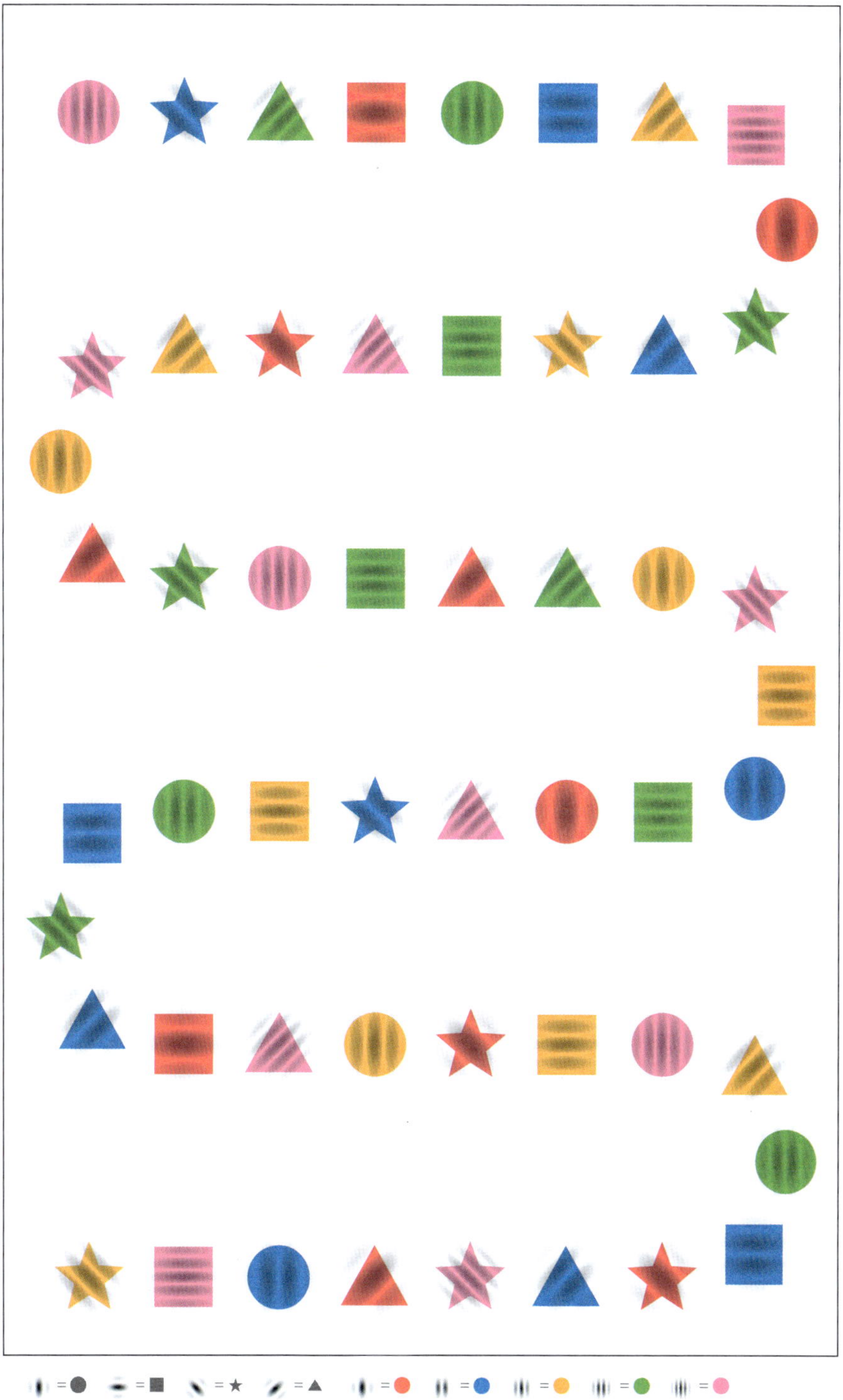

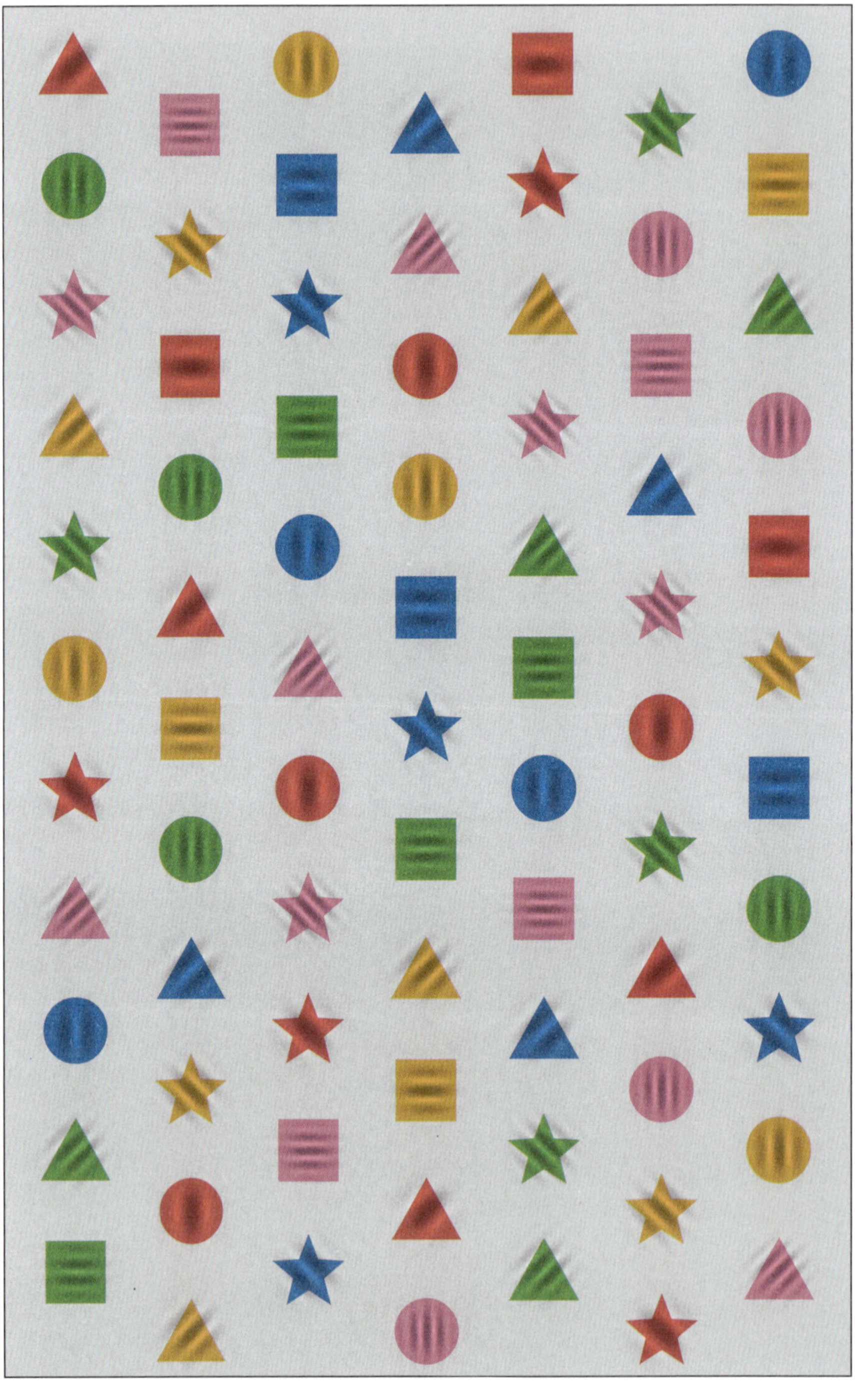

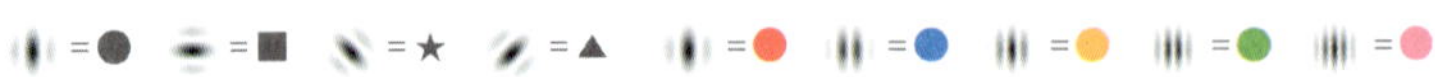

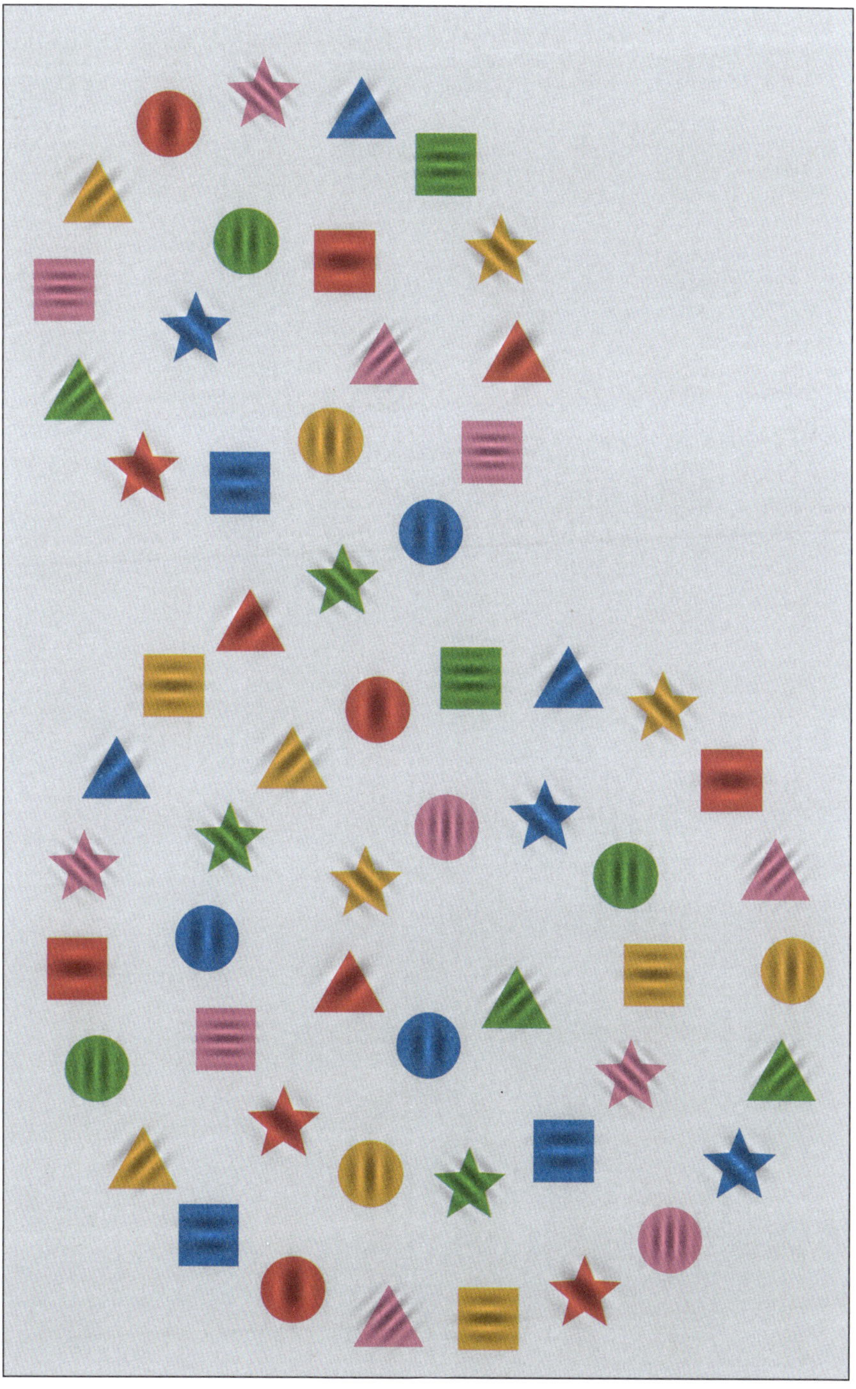

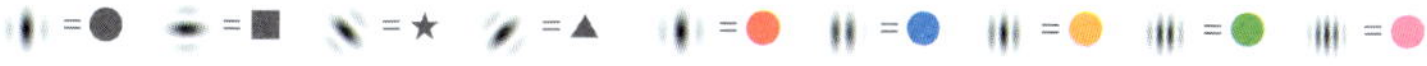

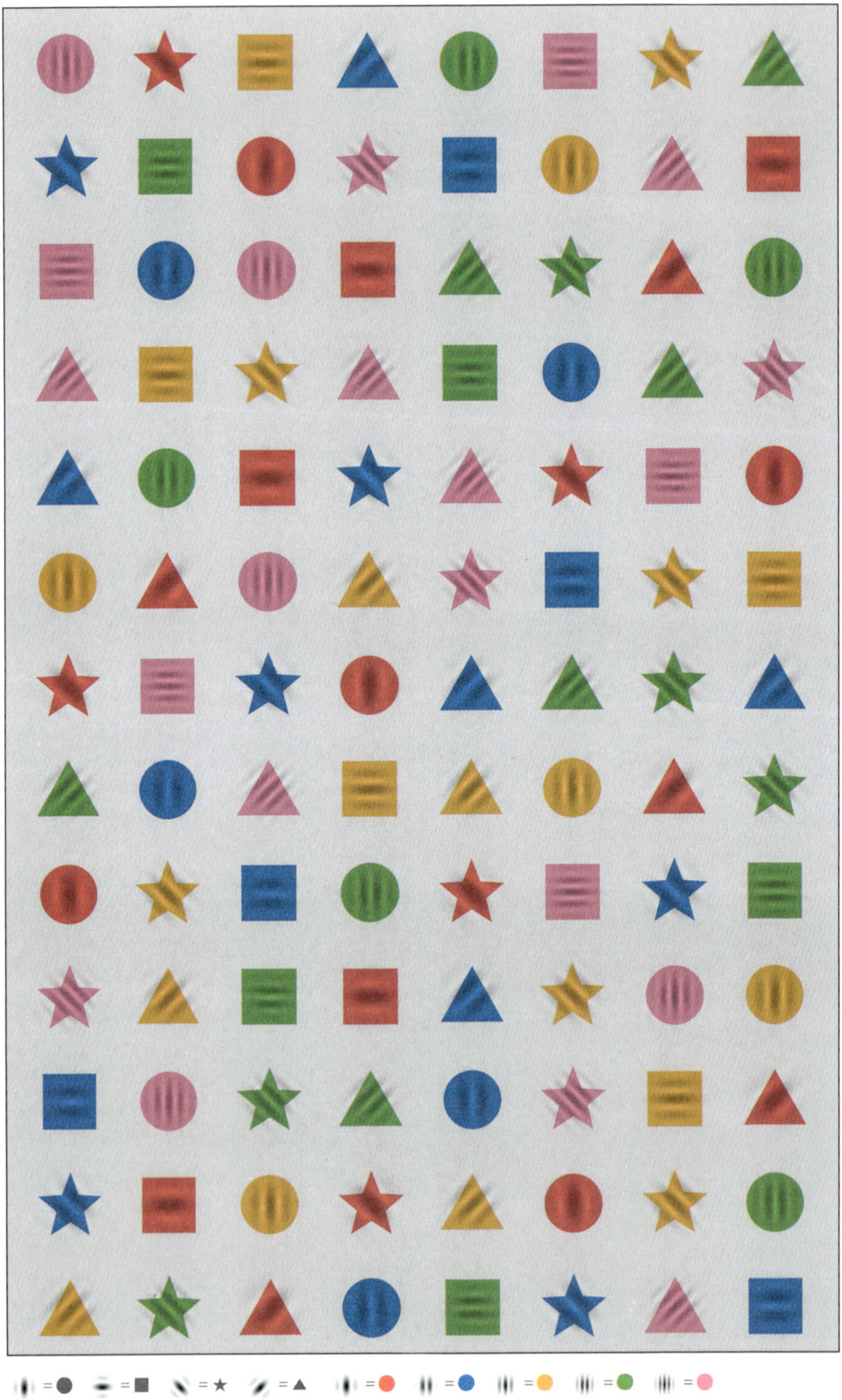

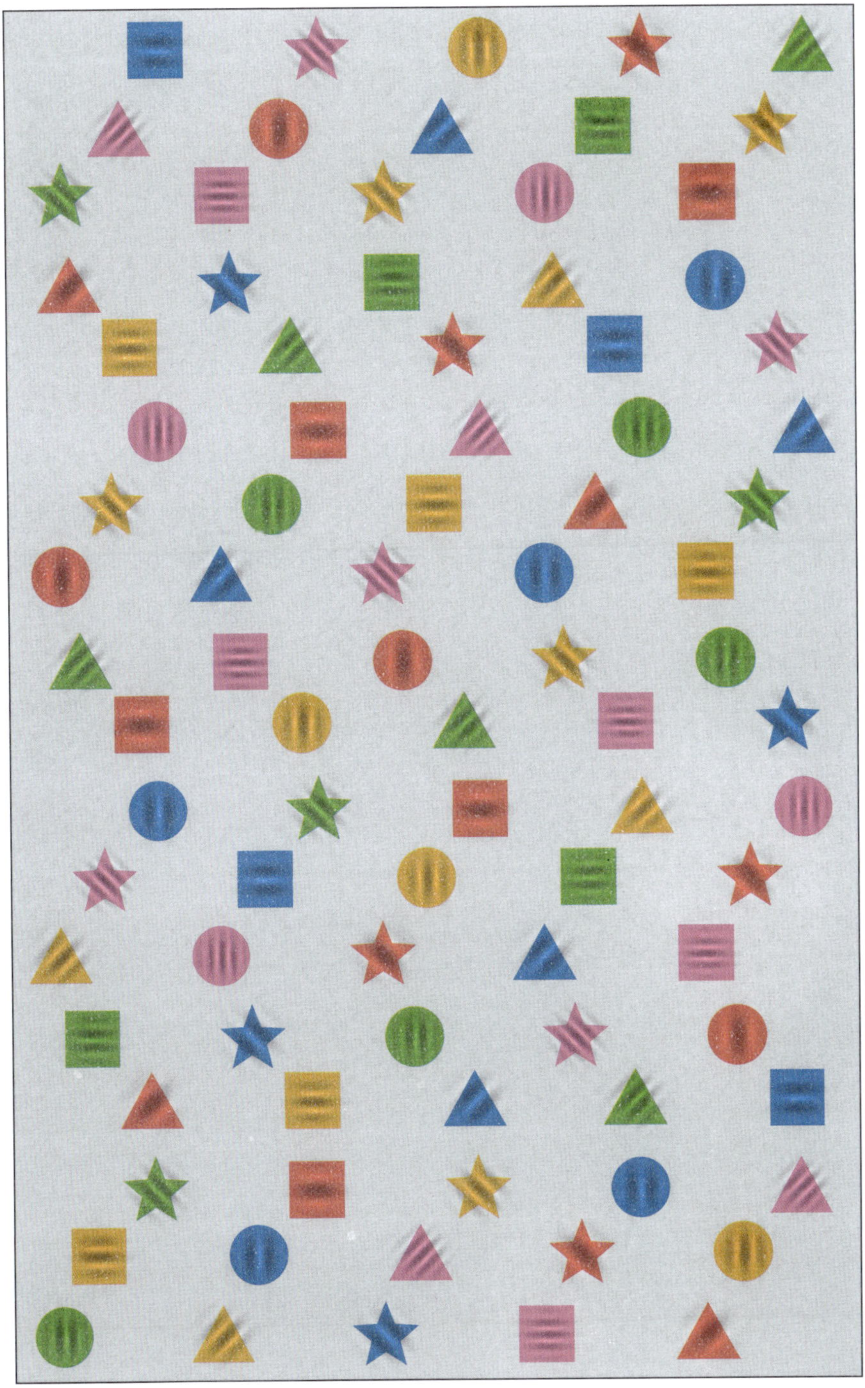

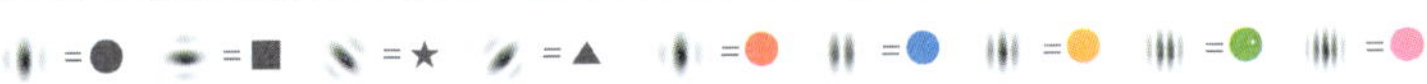

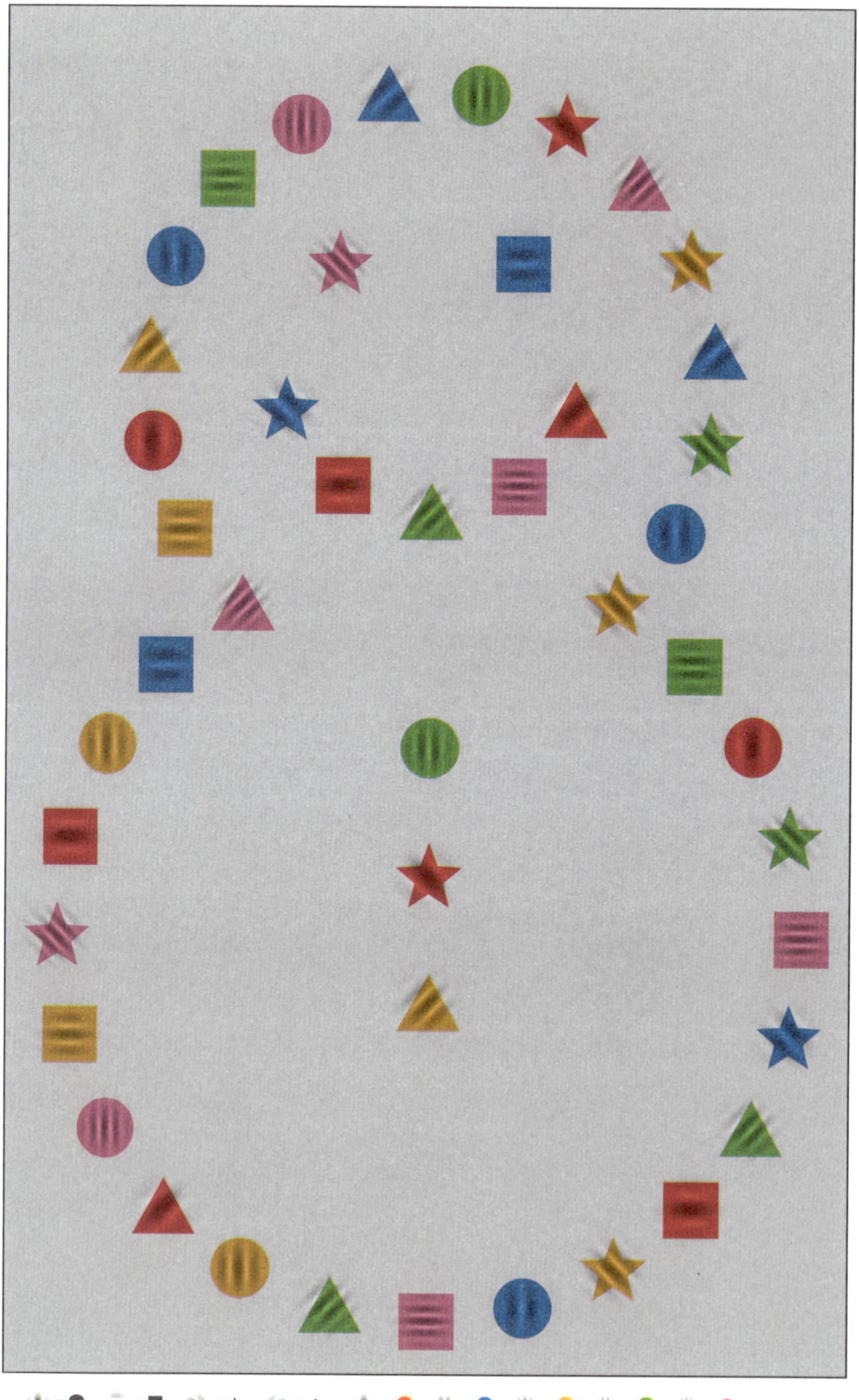

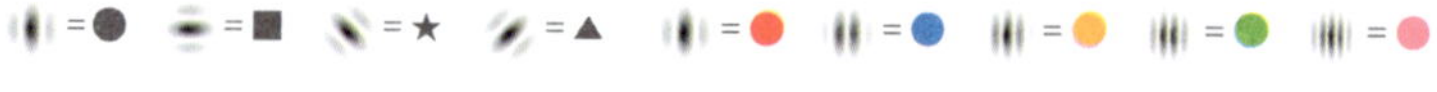

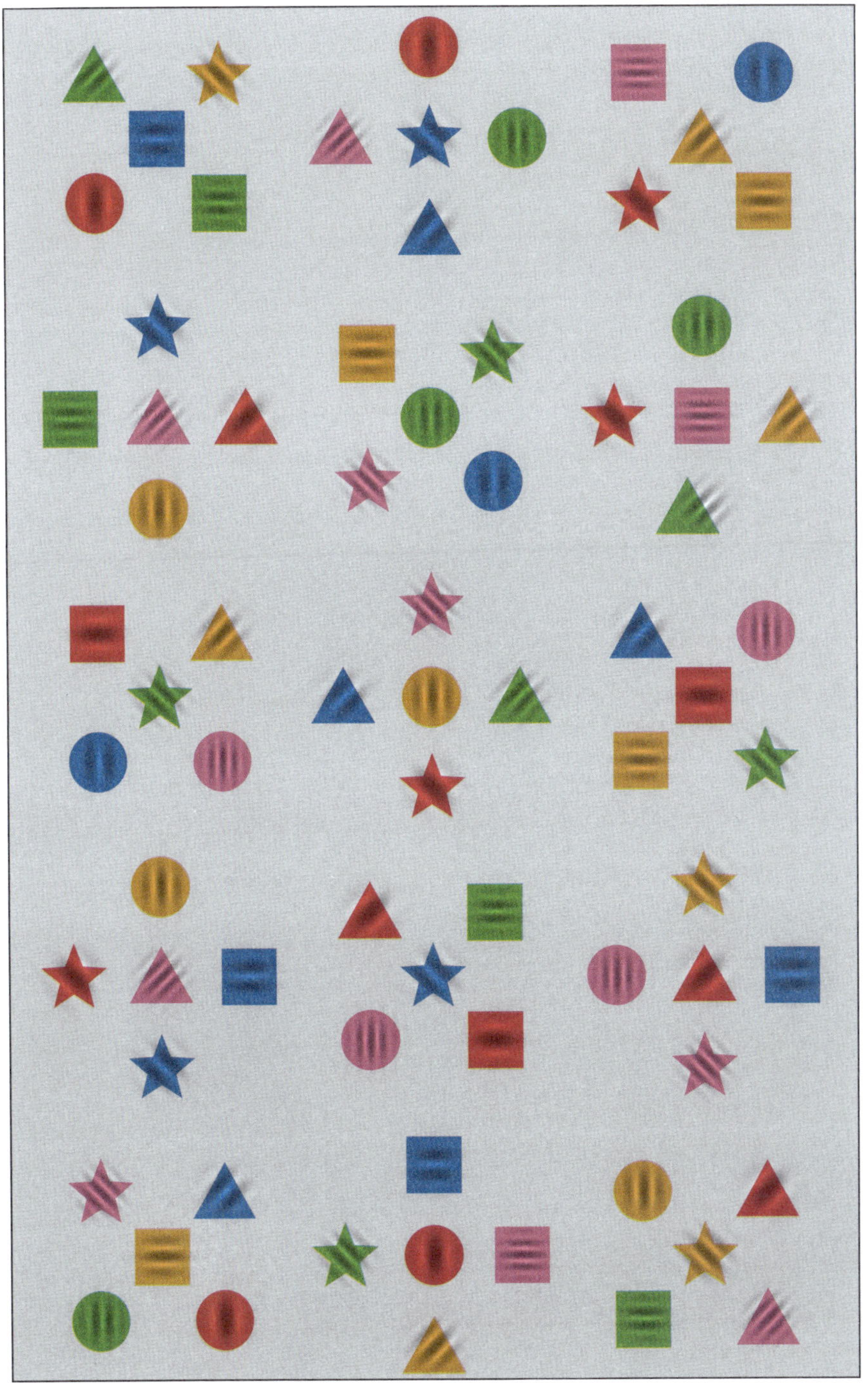

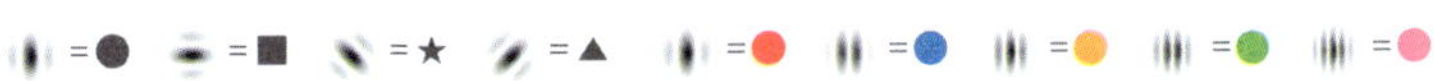

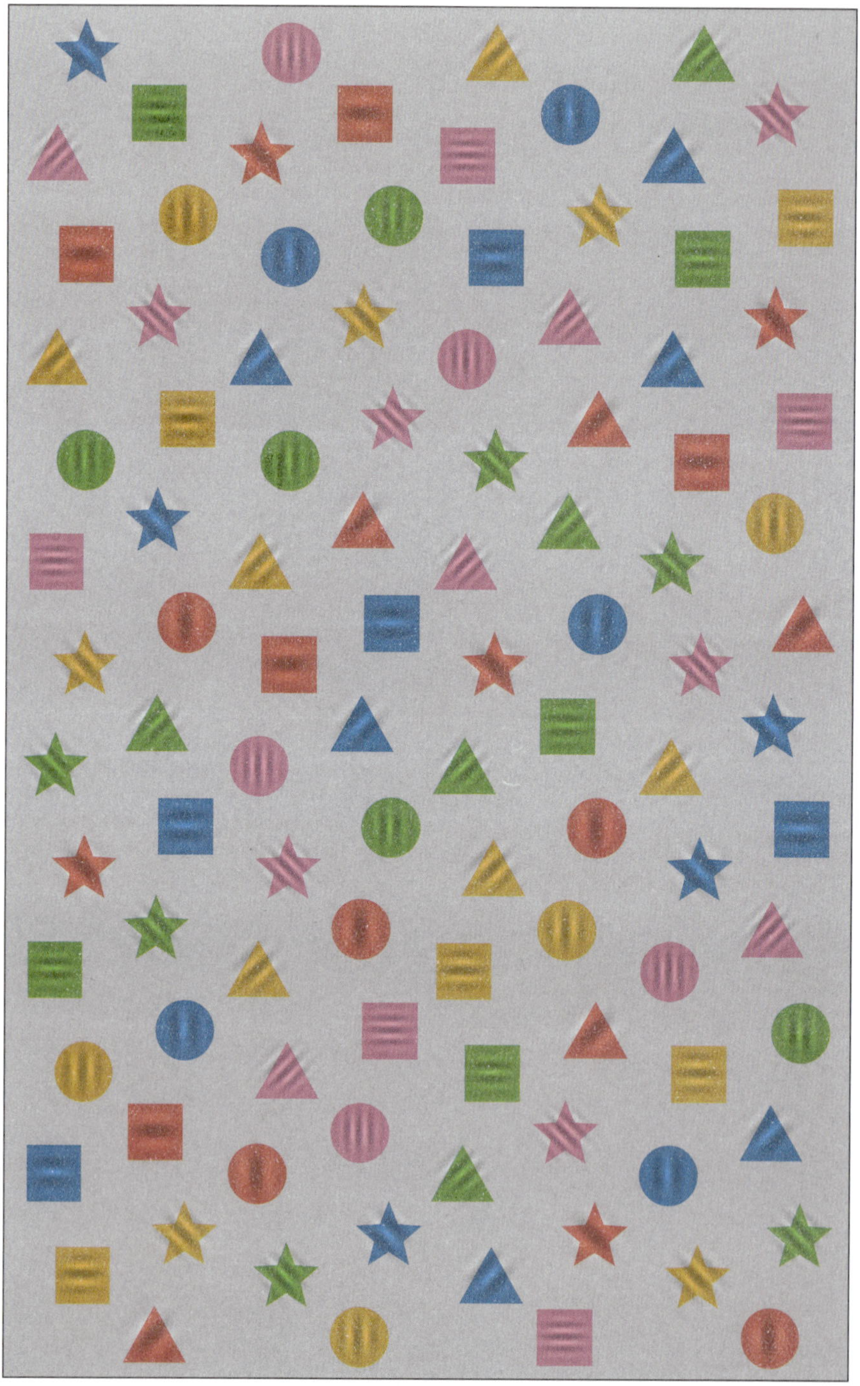

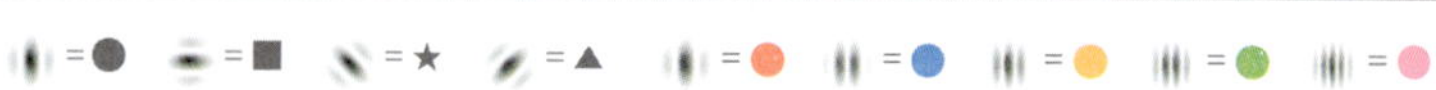

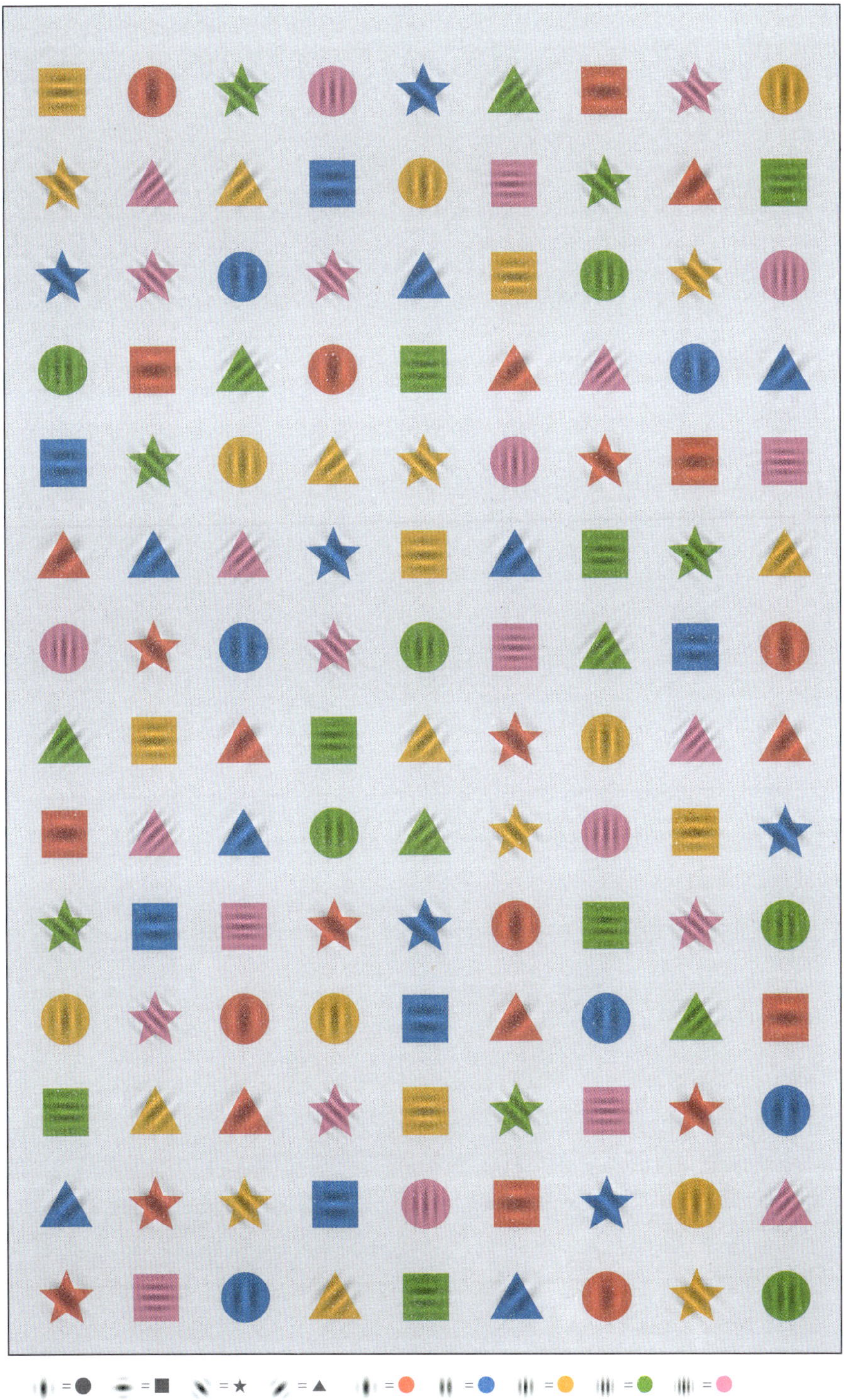

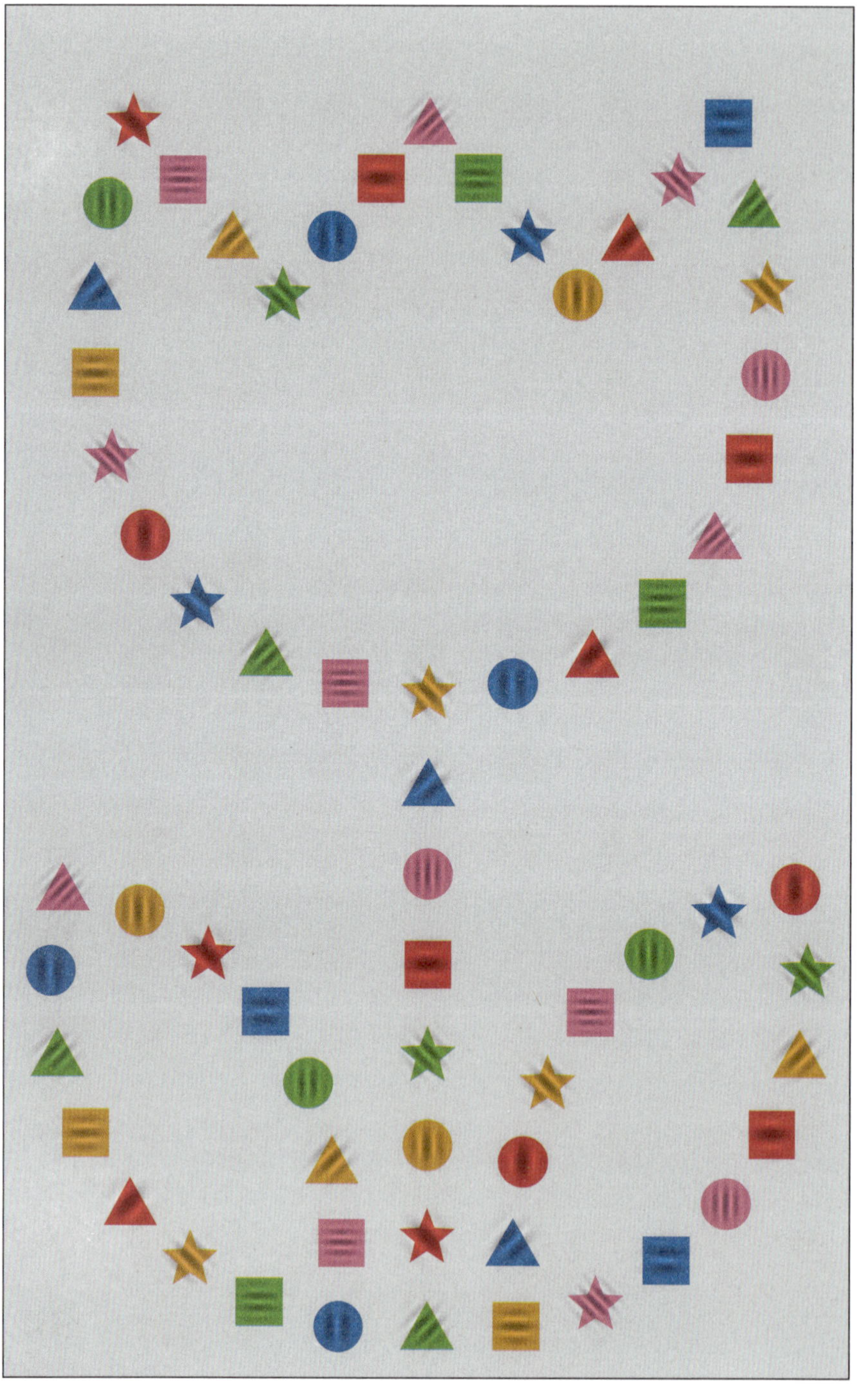

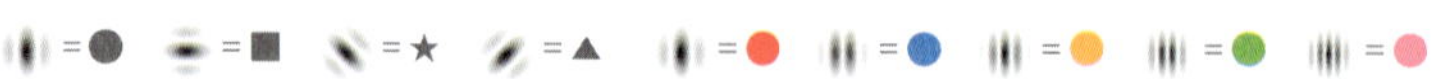

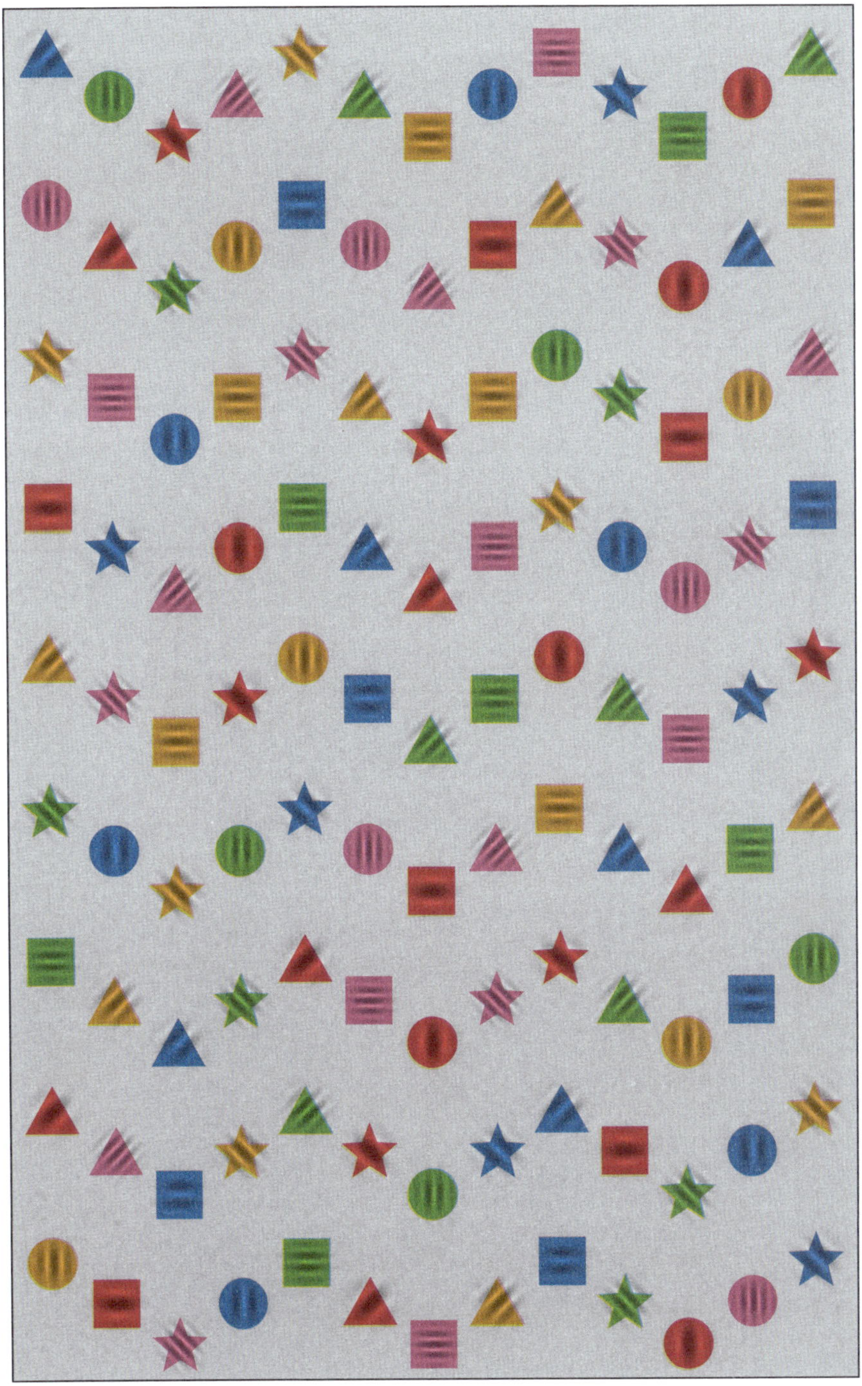

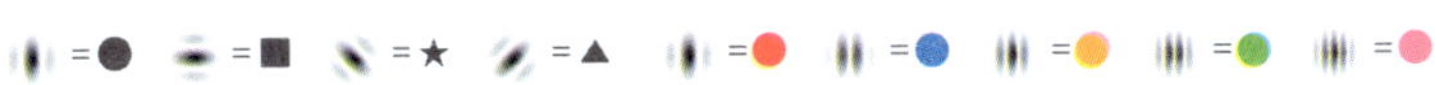

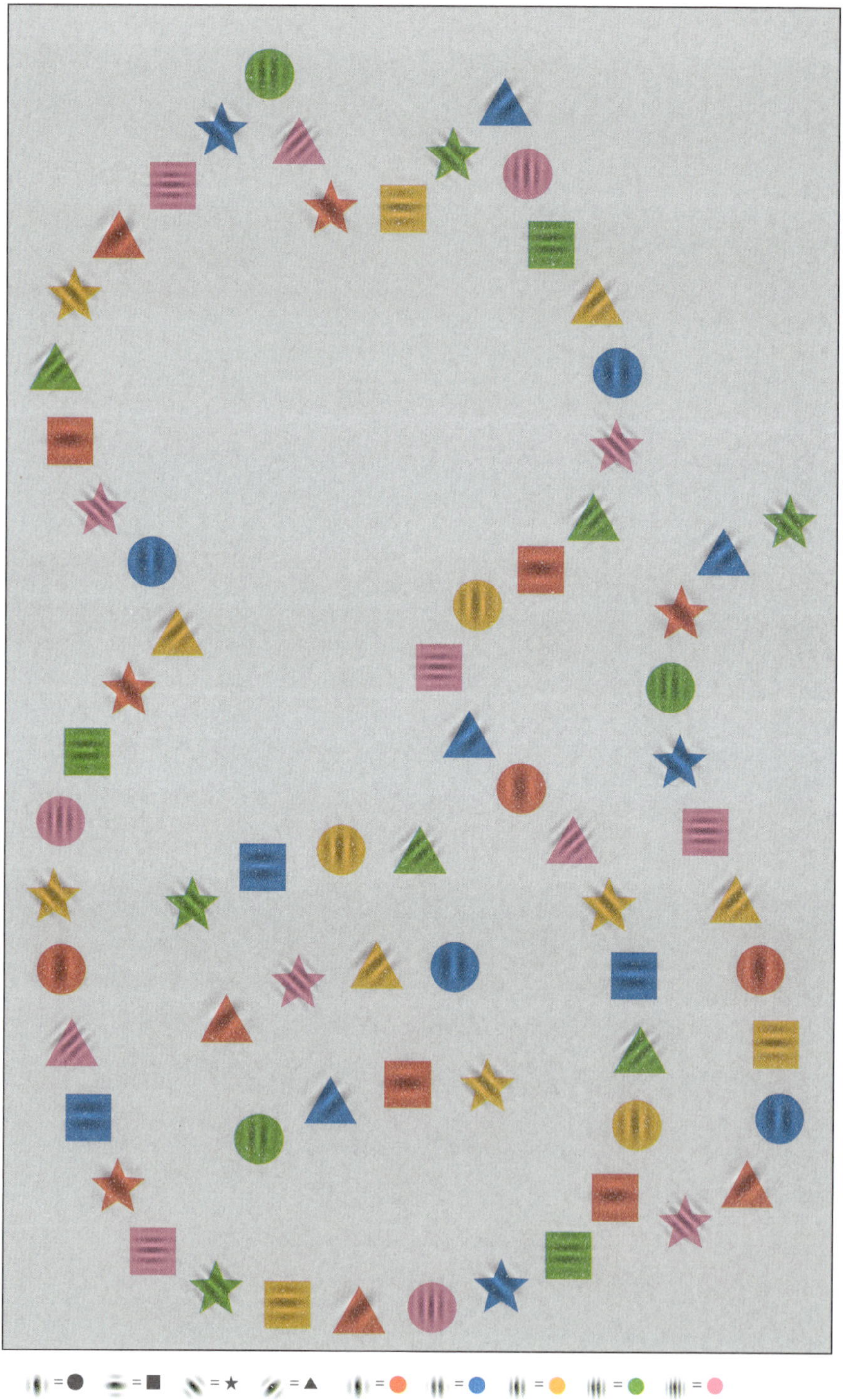

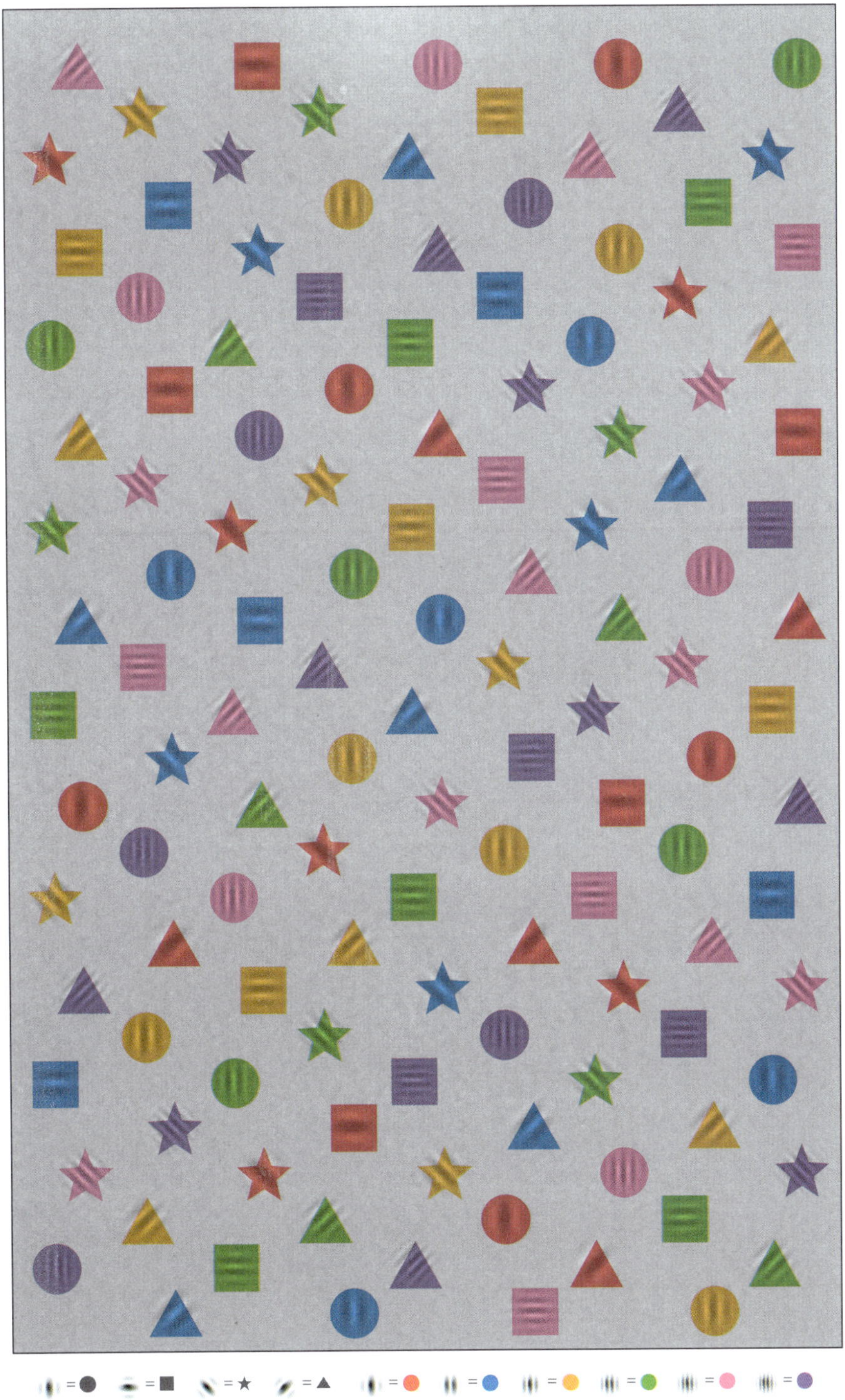

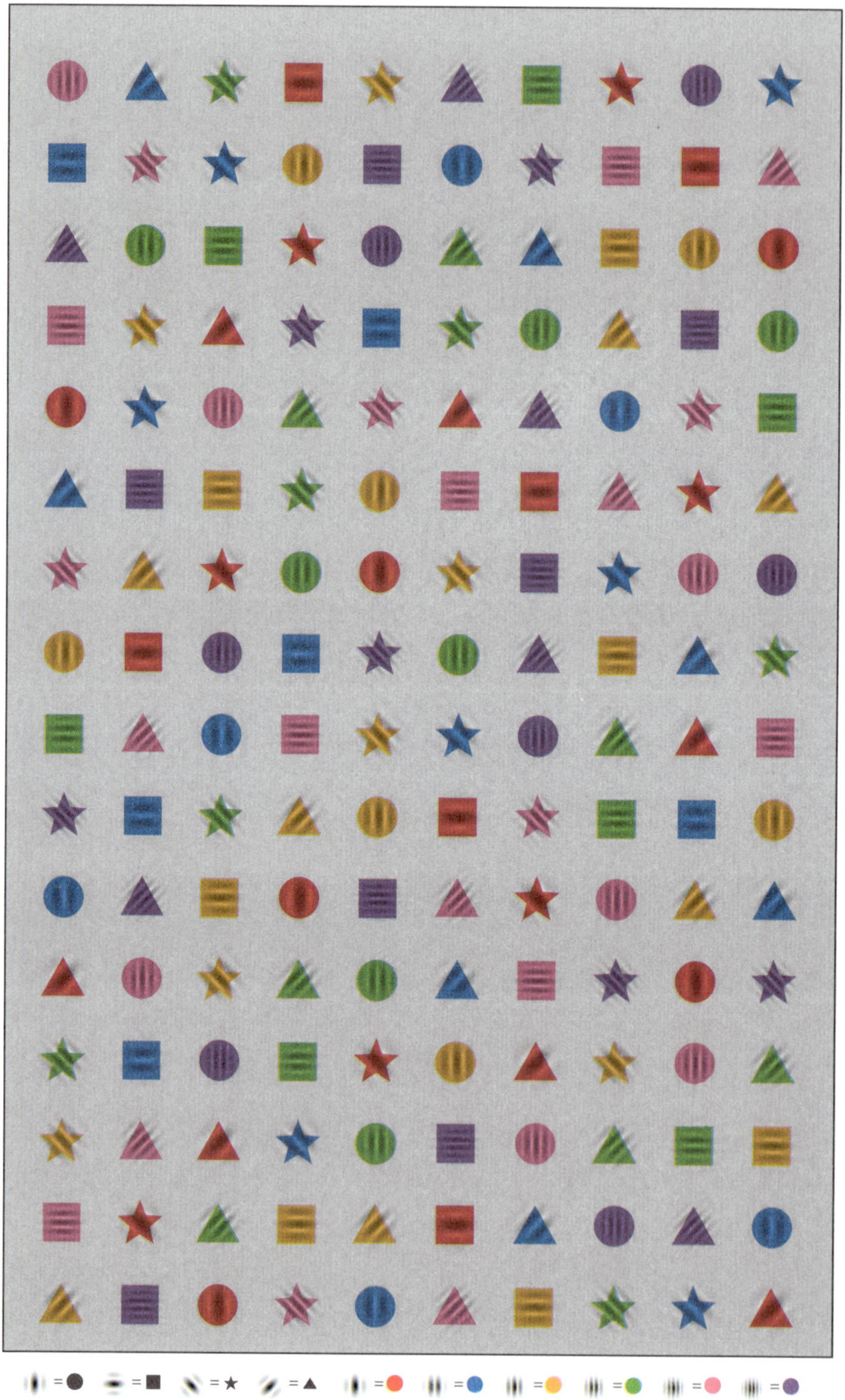

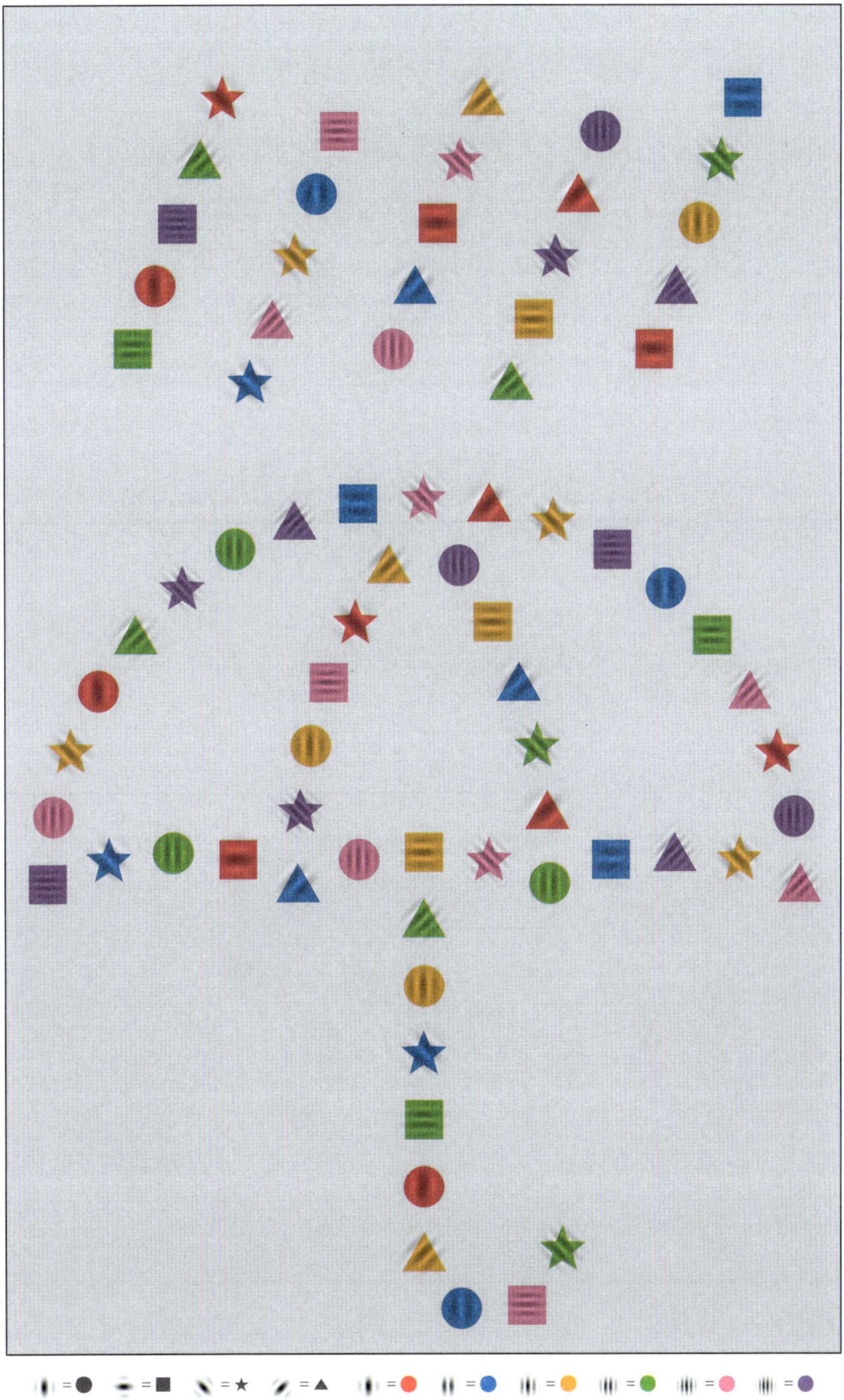

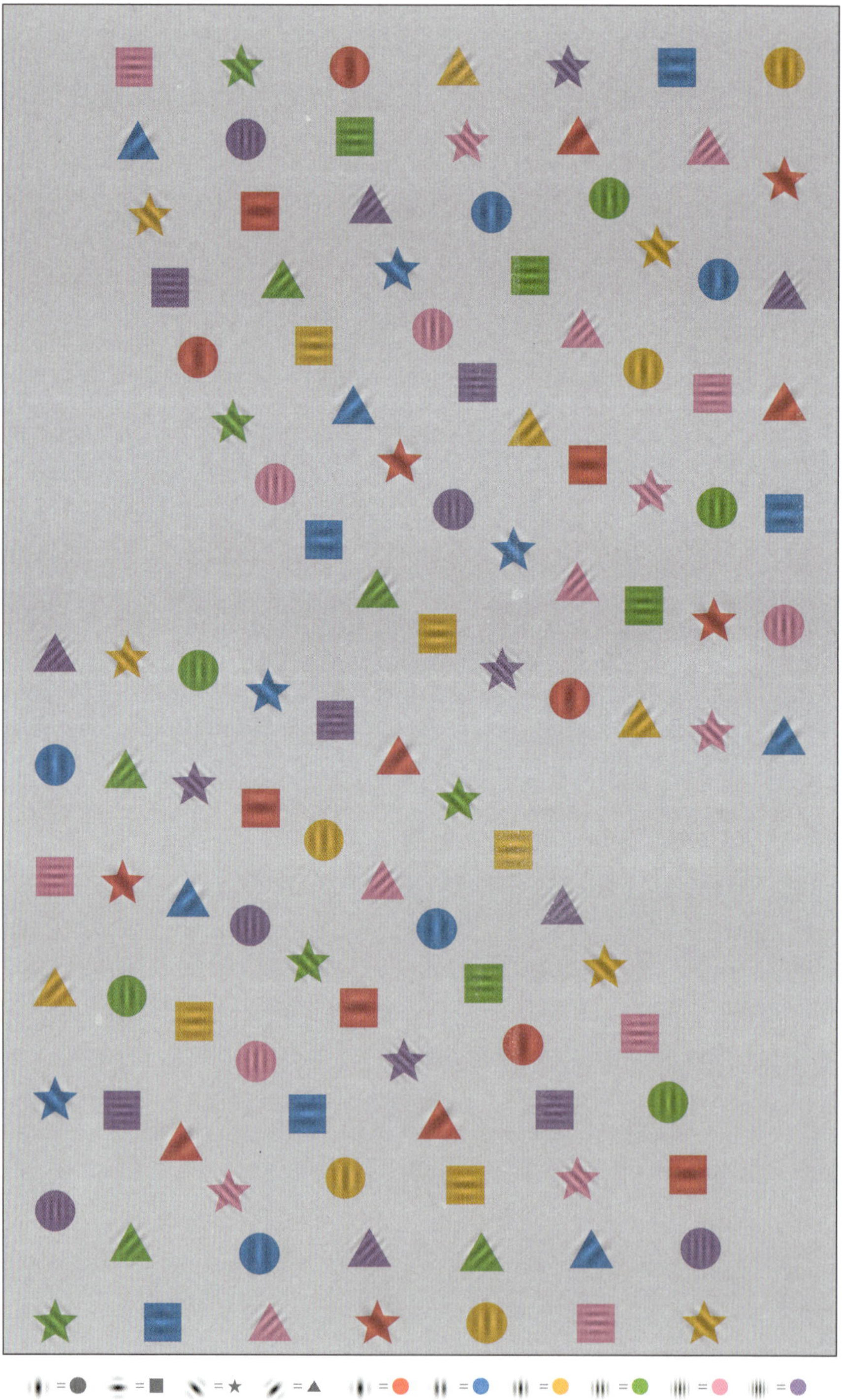

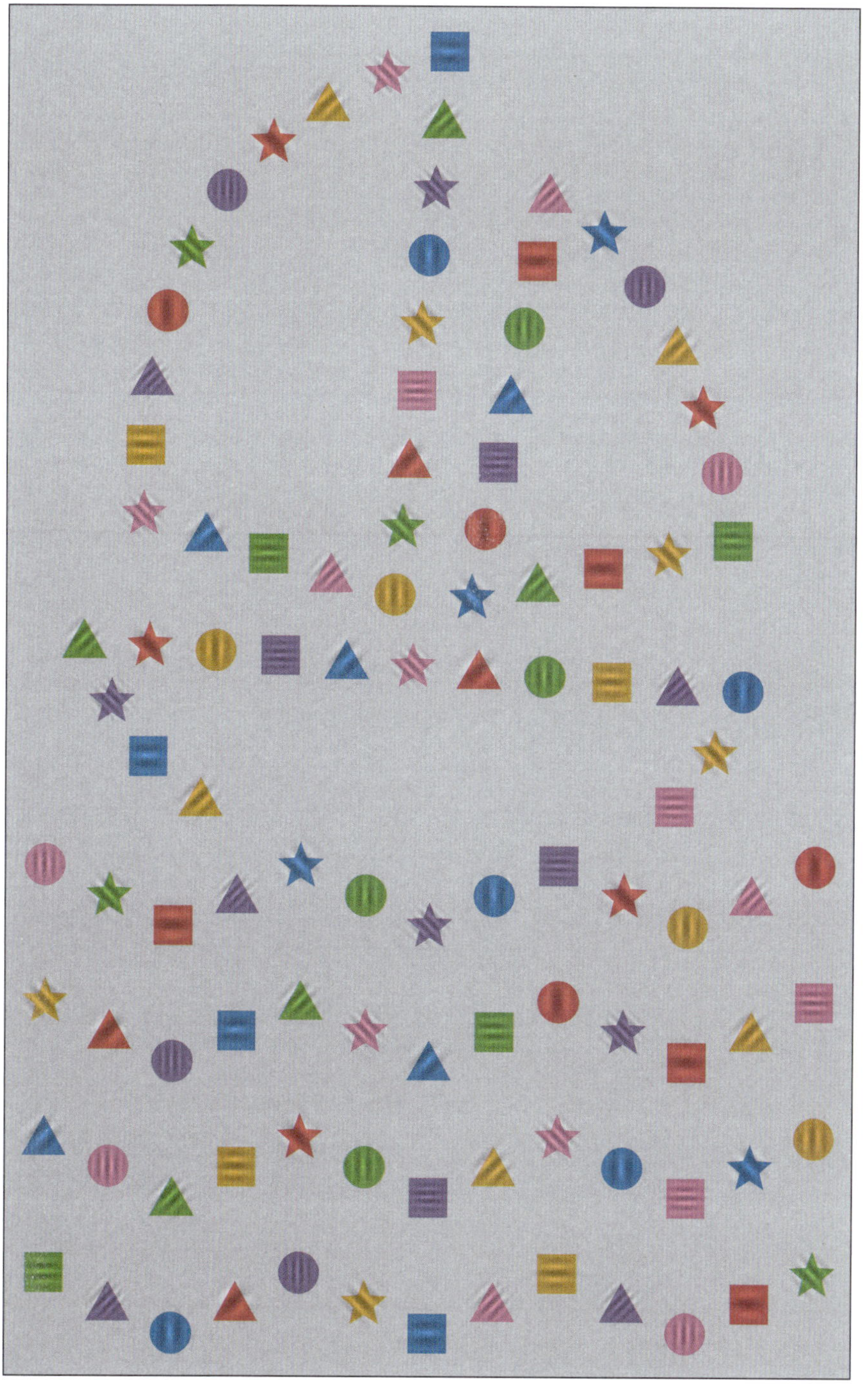

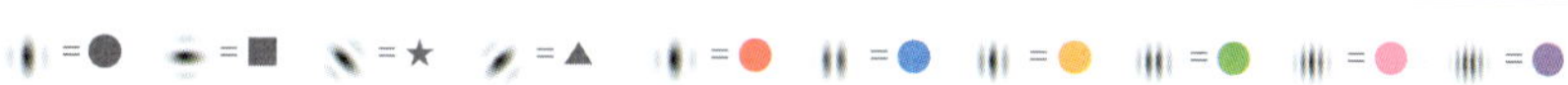

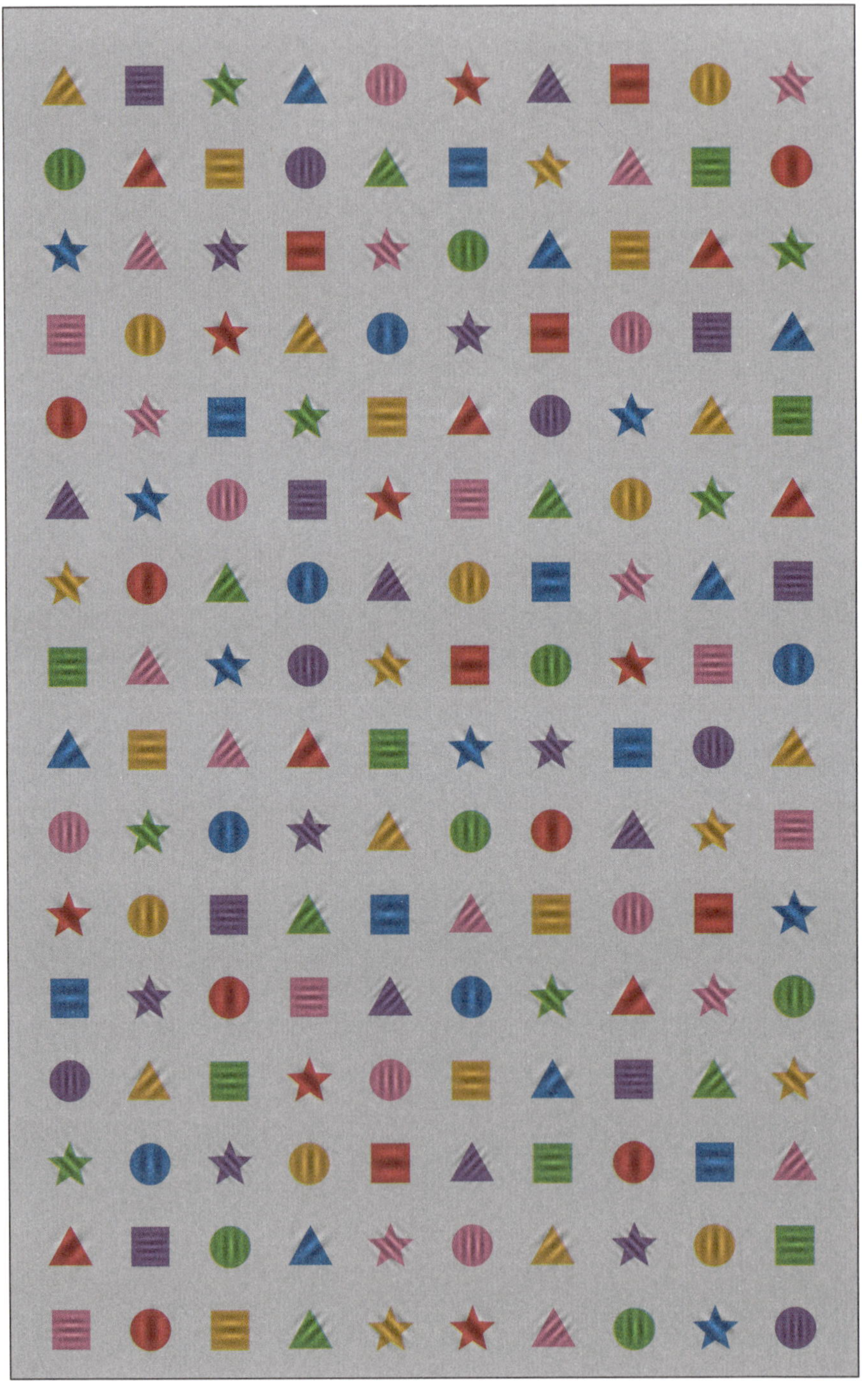

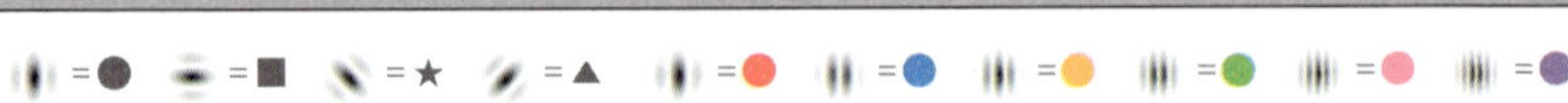

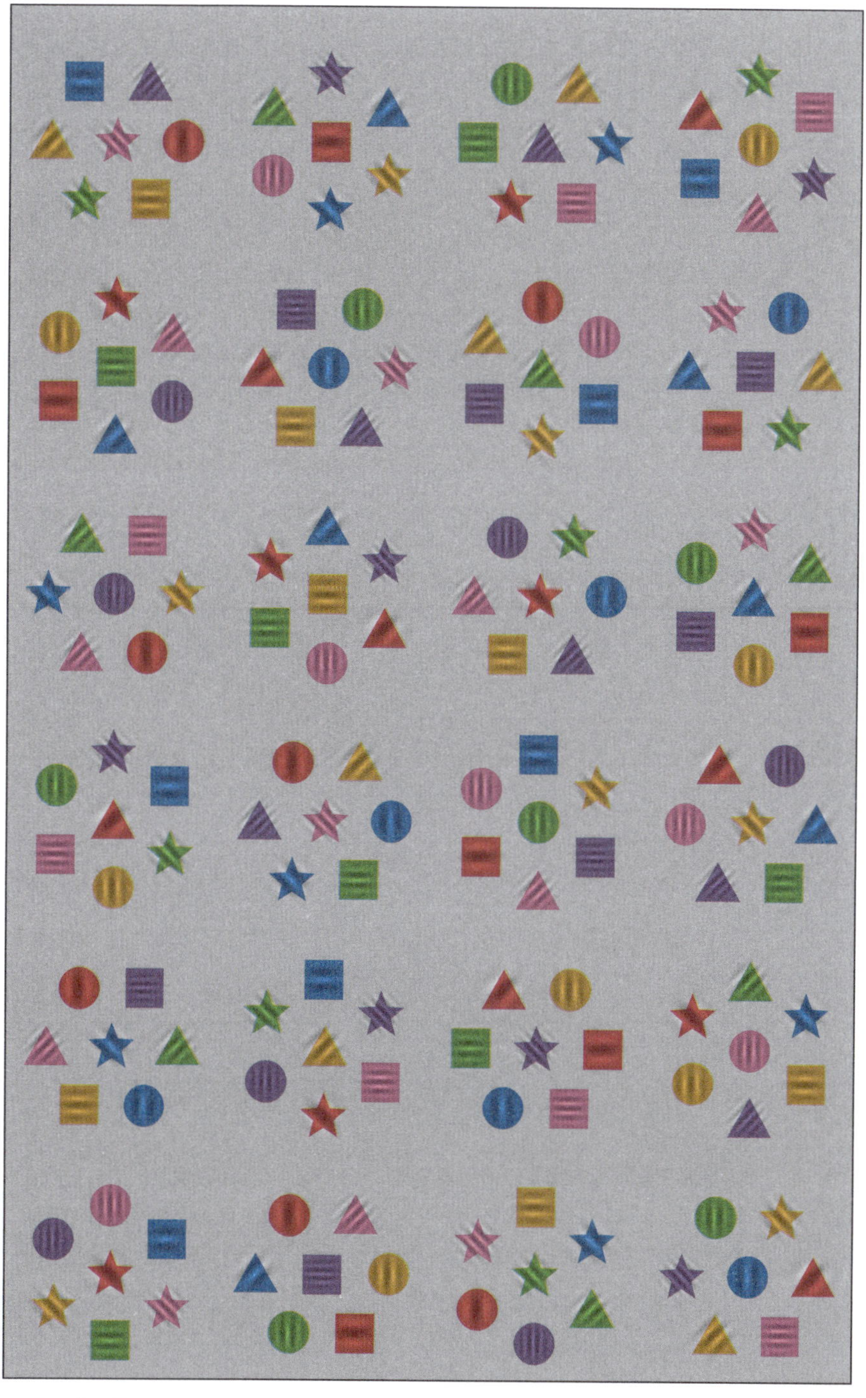

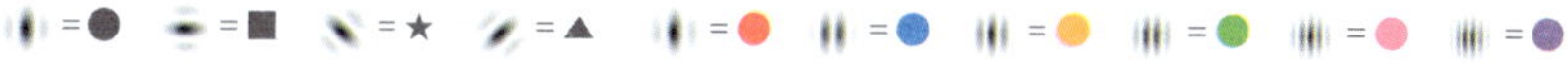

Entrena de forma sencilla con lo que te rodea

Se ha demostrado científicamente que los parches de Gabor usados en este método ayudan a desarrollar la capacidad visual y a ver con mayor nitidez. **Además de con este libro, puedes entrenar la vista y obtener los mismos resultados de la siguiente manera.**

Lo único que necesitas es un folio con un texto impreso por una cara. Puedes utilizar un formulario de la oficina, circulares vecinales, circulares informativas del colegio de tus hijos o cualquier otro panfleto que tengas a mano; incluso puedes escribir algo tú mismo en un folio en blanco.

El único requisito es **usar papel mate, como el que se utiliza habitualmente para hacer fotocopias o con las impresoras domésticas, y no papel satinado.**

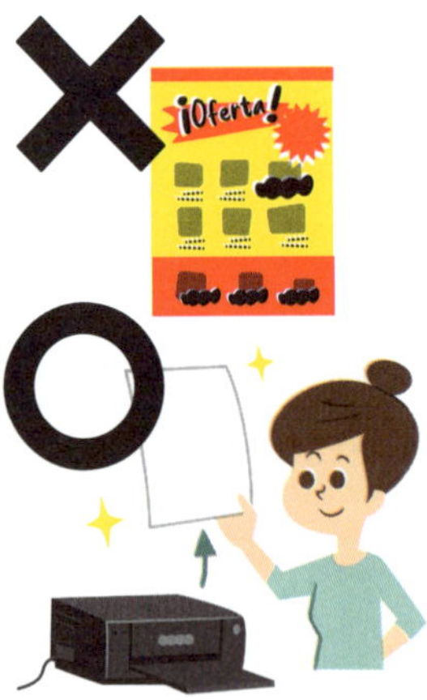

Evita usar papel satinado ya que no deja pasar la luz a través de él y, por lo tanto, no sirve para el ejercicio. En su lugar, elige papel mate.

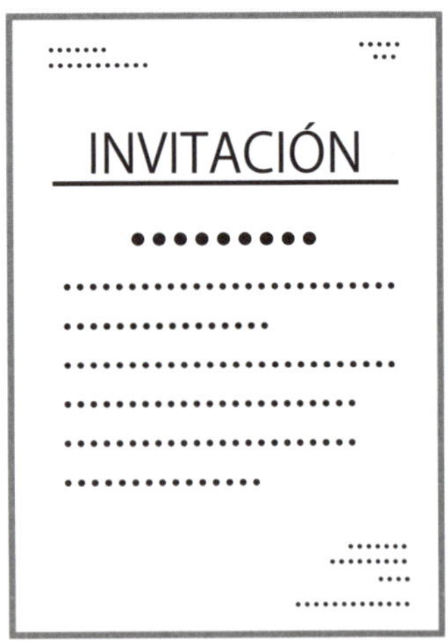

Lo único que necesitas es un folio con un texto impreso por una cara. También puedes escribir algo en un folio en blanco.

El papel prensa, que se usa para la impresión de periódicos y de algunos panfletos de publicidad, tampoco es aconsejable porque es muy fino y, si se tocan las partes escritas varias veces, la tinta se corre.

Una vez hayas conseguido el papel adecuado, mira la cara vacía de la hoja e intenta descifrar lo que pone en el reverso (la cara impresa o escrita). Al intentar leer lo que está escrito en la otra cara del folio, ejercitarás la vista de una forma similar que al mirar los parches de Gabor, pues no verás lo que está escrito con claridad.

Las primeras veces, puedes mirar al trasluz para distinguir mejor la silueta de las letras, pero, una vez le hayas cogido el truco, prueba a hacerlo sin necesidad de mirar al trasluz.

Intenta hacer este ejercicio durante al menos tres minutos una vez al día. Si consigues convertir esta práctica en un hábito, tu vista mejorará.

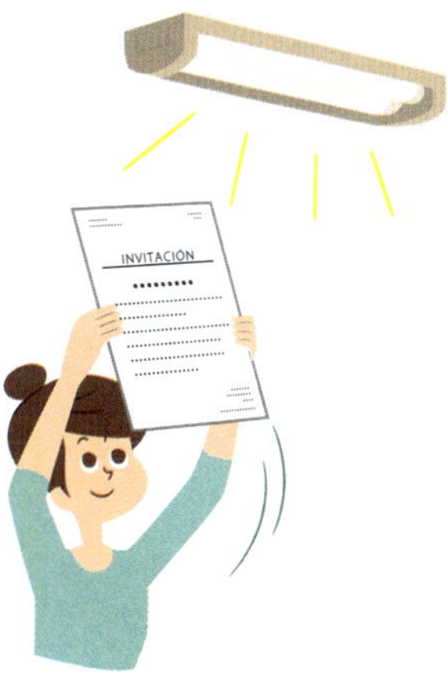

Mirando al trasluz, intenta descifrar lo que pone en la cara impresa o escrita de la hoja. Las primeras veces sostén el folio a contraluz.

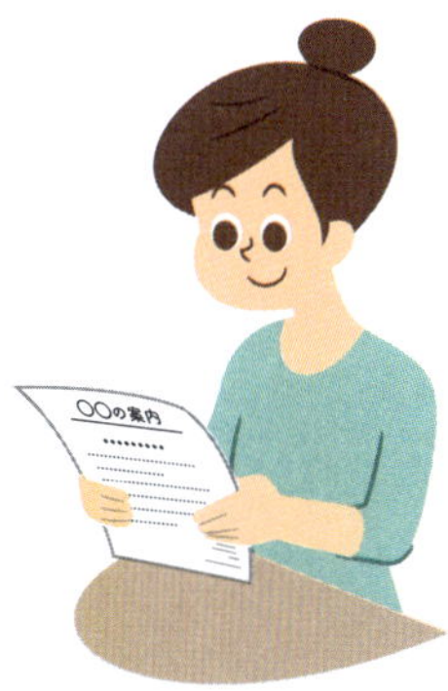

Cuando le hayas cogido el truco, descifra el texto sin ayudarte de la luz.

Reajusta tu campo de visión con el método Hiramatsu

A continuación, te explicaré un ejercicio sencillo para mejorar los problemas relacionados con el alcance del campo visual, como su estrechamiento a causa del envejecimiento o debido a problemas oculares como el glaucoma. Se ha investigado mucho sobre la mejora y el reajuste del campo visual, pero este método emplea los parches de Gabor para mejorar el campo visual.

Ve a la página 39, al ejercicio del día 13.

1. Cierra el ojo izquierdo de manera que solo veas con el ojo derecho.
2. Gira el libro 90° para colocar la plantilla en posición horizontal y mira fijamente al centro de la hoja.
3. Sin mover los ojos, amplía tu campo de visión poco a poco, hasta abarcar toda la plantilla.
4. Si consigues ver la totalidad de la plantilla, entonces tu campo visual se encuentra en perfectas condiciones; en cambio, si no ves la página al completo o la ves borrosa significa que hay un problema. En ese caso, te recomiendo que sigas los siguientes pasos.

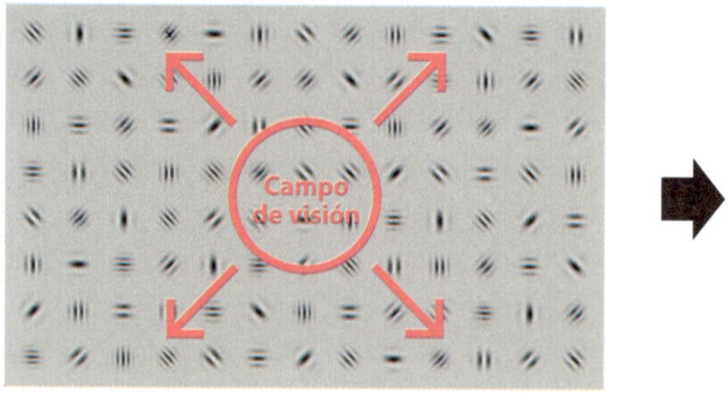

Gira la plantilla del día 13 90° para que quede en posición horizontal, mírala fijamente con un ojo (tapa primero, por ejemplo, el ojo izquierdo) y amplía poco a poco el campo de visión sin dejar de mirar al centro.

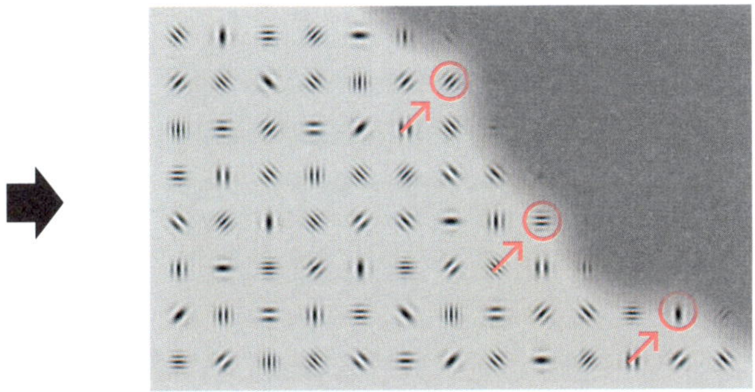

Identifica los parches de Gabor que se sitúan en el borde de tu campo de visión. A continuación, fija la vista en el lado que veas más claro y comprueba la visibilidad.

5. Sin mover la plantilla (el libro) ni apartar el ojo del centro de la plantilla, define el límite de tu campo visual identificando los parches que se sitúan en su perímetro.

6. En caso de que no puedas identificarlos, centra tu atención en la parte de la plantilla que ves con claridad y comprueba la visibilidad.

7. Elige otro parche de Gabor de la misma plantilla y repite el proceso para saber cuáles están dentro de tu campo visual y ves con claridad y cuáles no.

8. Repite los puntos anteriores con el ojo izquierdo. **A medida que practiques el ejercicio, tu campo visual se ampliará** y cada vez verás más parches con claridad. Si quieres cambiar de patrón y enfrentarte a nuevos retos, puedes usar otras plantillas, como la del día 18 (p. 43) o la del día 23 (p. 48), en las que los parches de Gabor **se alinean dispuestos en cuadrículas sin prácticamente separación entre sí.**

Puedes llevar a cabo este mismo entrenamiento con páginas que tengan mucho texto impreso como, por ejemplo, la sección de anuncios de un periódico. Al emplearse una tipografía más pequeña y comprimir la información más que en las páginas dedicadas a noticias, esta sección es perfecta para practicar este ejercicio.

EXTRA

Secreto n.° 1 para mejorar tu vista

Practica en cualquier lugar usando el índice

Ejercicio de perspectiva

Este ejercicio es especialmente efectivo para las personas que padecen de presbicia o que pasan mucho tiempo delante de la pantalla del ordenador. Se trata de un ejercicio muy sencillo, ya que solo **consiste en mirar repetidas veces a lo lejos y cerca alternativamente.**

Cuando hablo de mirar a lo lejos me refiero a algo que esté a más de dos metros de tu posición. Si estás fuera de casa, cualquier objeto puede servirte de referencia. También puedes entrenar en casa, salvo si estás en una habitación pequeña que tenga menos de dos metros de largo (como, por ejemplo, el baño). Si tu casa tiene ventanas, basta con mirar al exterior.

Luego, debes mirar algo que esté más cerca, a unos treinta o cuarenta centímetros de ti, como, por ejemplo, tu dedo índice. Puedes hacerlo mientras esperas el tren, pero, si hay demasiada gente alrededor y te da vergüenza que te vean hacer el ejercicio, mira la nuca de la persona que tengas delante.

Repite este proceso unas diez veces.

Puedes practicar este ejercicio tantas veces al día como quieras.

Estamos acostumbrados a mirar los mismos objetos día a día: la televisión, el teléfono, periódicos, libros, etc. Esto hace que el músculo ciliar, el encargado de ajustar el enfoque de nuestros ojos, se tense.

Por esta razón, es importante trabajar el enfoque cerca-lejos para relajar este músculo y permitir que trabaje con normalidad.

Sumar esta práctica a los ejercicios con los parches de Gabor **te ayudará a reducir la fatiga ocular y aliviar el «ojo vago vespertino» que afecta a la visión de cerca o el ojo vago ocasionado por mirar durante mucho tiempo la pantalla del *smartphone*, dolencia que afecta cada vez a más gente, sobre todo a los jóvenes.**

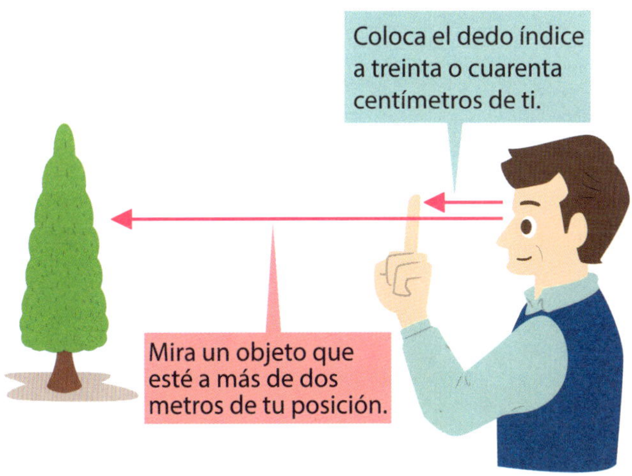

Repite el ejercicio al menos diez veces.

EXTRA

Secreto n.° 2 para una vista mejor

Relaja los ojos con calor

Termoterapia

Aplicar calor sobre los ojos incrementa el flujo sanguíneo, lo cual no solo ayuda a mejorar la vista, sino también a aliviar los dolores de cabeza, de hombros, la irritación e, incluso, algunas alteraciones en el sistema nervioso autónomo.

Si puedes, aplícate calor dos veces al día, una vez por la mañana y otra por la tarde-noche. Si debido al trabajo tienes que pasar mucho rato delante de la pantalla del ordenador, debes leer muchos documentos, o si tu pasatiempo es la lectura y, en definitiva, eres una persona que usa mucho los ojos, la termoterapia te irá muy bien.

Puedes aplicar calor de tres formas, elige la que más te guste y se adapte mejor a tus necesidades.

Método 1
Termoterapia básica

1. Humedece una toalla ligeramente y caliéntala en el microondas durante unos cuarenta segundos (¡no te quemes!).

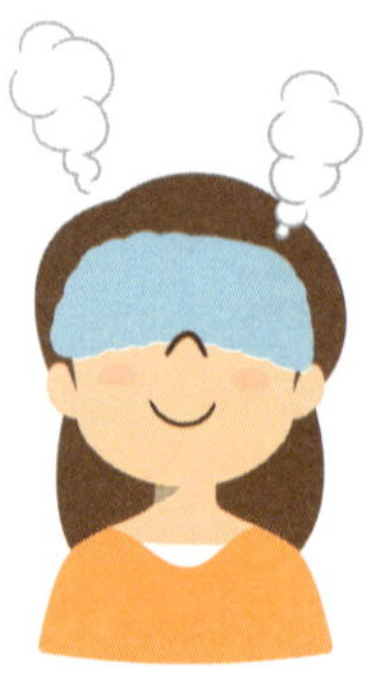

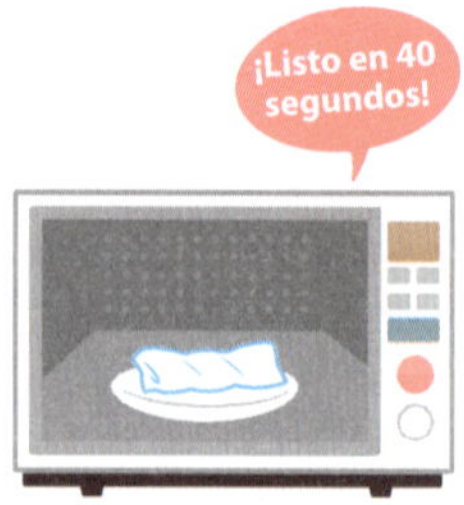

2. Cierra los ojos y coloca la toalla sobre los párpados.
3. Retira la toalla una vez se haya enfriado.

Método 2
Termoterapia sencilla con las palmas de las manos

1. Frota las manos la una contra la otra unas diez veces. Al hacerlo, te calentarás las manos.
2. Cuando notes las manos calientes, ahuécalas.
3. Cierra los ojos y coloca las manos sobre los párpados cerrados mientras ejerces una leve presión. Mantenlas en esa posición entre treinta y sesenta segundos.

Método 3
Termoterapia con antifaz de calor

En el mercado existen diferentes tipos de antifaces para aplicar calor en los ojos. Los hay desechables, que se calientan instantáneamente al retirar la banda protectora, y también reutilizables, que se calientan en el microondas y se pueden usar más de una vez.

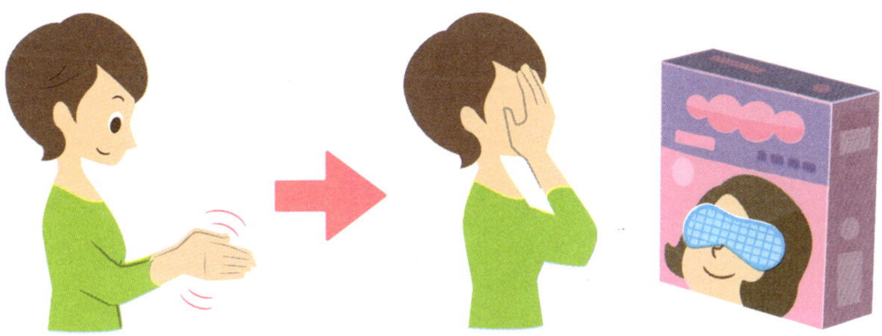

Las palmas de las manos, ahuecadas,
deben quedar encima de los párpados.

EXTRA

Secreto n.° 3 para una vista mejor

Mucho más efectivas que los arándanos

Espinacas

Los arándanos son conocidos por ser una medicina natural con efectos beneficiosos para la vista; sin embargo, **las espinacas son incluso mejores.**

Los arándanos ayudan a sobrellevar los cambios y daños físicos derivados del envejecimiento debido a su alto contenido de antocianinas, un pigmento extraordinario con un gran poder antioxidante. Sin embargo, solo un pequeño porcentaje de antocianinas llega a los ojos después de recorrer el cuerpo.

Las espinacas, en cambio, tienen un alto contenido de luteína, un pigmento conocido por ser un gran antioxidante con numerosos beneficios que se acumula con gran facilidad en los ojos.

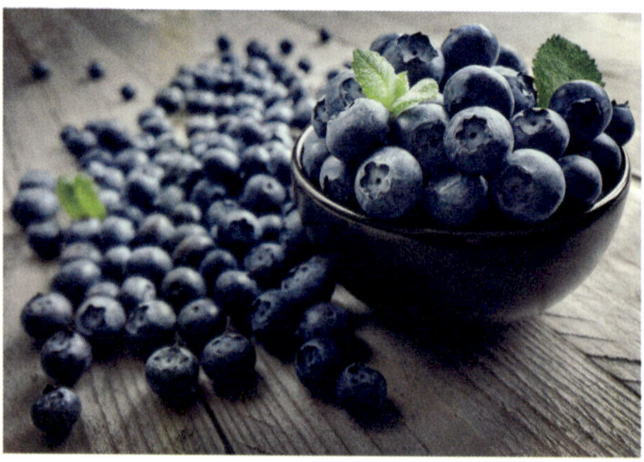

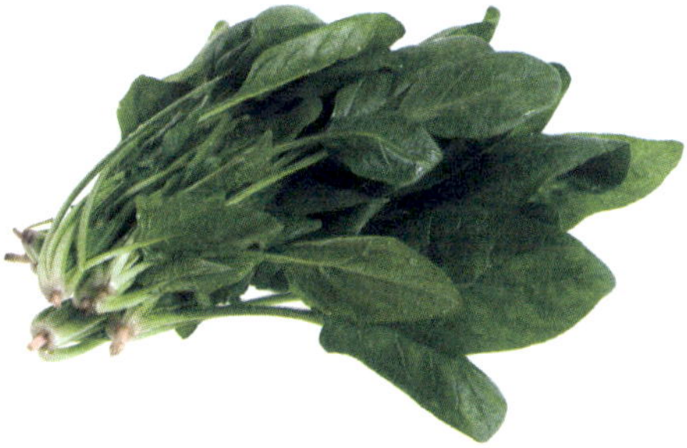

Por ello, las espinacas son más beneficiosas para nuestros ojos. En concreto, son especialmente eficaces para combatir la degeneración macular, una enfermedad intratable que causa ceguera y que aparece en personas de una edad avanzada, las cataratas y también la presbicia.

Intenta comer un par de manojos de espinacas al día; de este modo, tu cuerpo recibirá la dosis diaria de 10 mg de luteína que necesita. Hay muchas formas de cocinar las espinacas (cocidas o salteadas, por ejemplo). Te recomiendo que las saltees porque, de esa manera, la luteína se absorbe mejor.

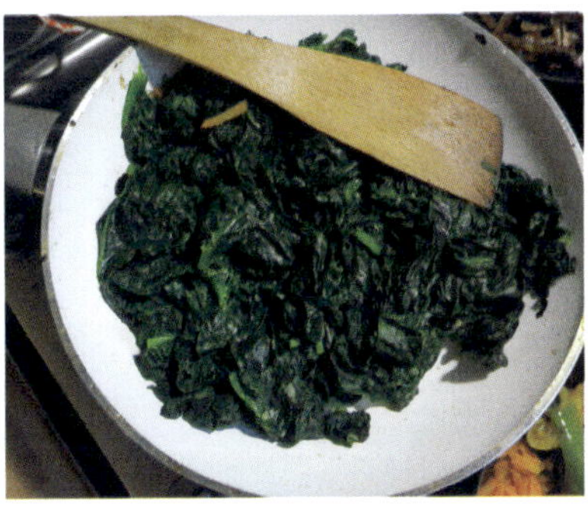

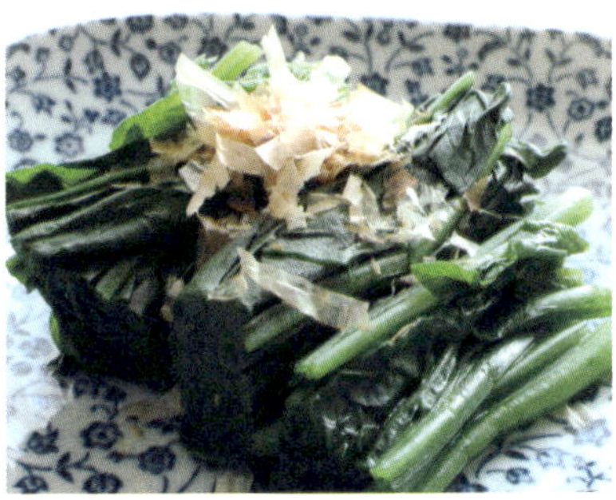

EXTRA

Secreto n.° 4 para una vista mejor

Tan fácil como tener unas gafas de farmacia

El método de la niebla

Otro método para mejorar la vista es comprar unas gafas de lectura baratas en una farmacia con una graduación de +2. El ejercicio es muy sencillo y consiste en lo siguiente:

1. Ponte las gafas con la graduación +2. Si sueles usar gafas o lentillas, puedes ponértelas encima sin inconvenientes.
2. Mira cualquier objeto que esté a dos metros de distancia. Puede ser el televisor o algún objeto que veas desde la ventana, lo que prefieras.
3. Con las gafas puestas, ejercita la vista entre tres y diez minutos.

Durante un rato, cuando trates de enfocar objetos en la distancia, los verás borrosos, por eso este método, que se utiliza en las pruebas de visión, se conoce como «método de la niebla».

Este ejercicio puede reducir la presbicia y la miopía, aunque también es eficaz para aliviar la fatiga visual. Aun así, no es recomendable para todo el mundo ni para menores de dieciocho años, a quienes recomiendo que practiquen en su lugar el ejercicio de perspectiva (pp. 84-85).

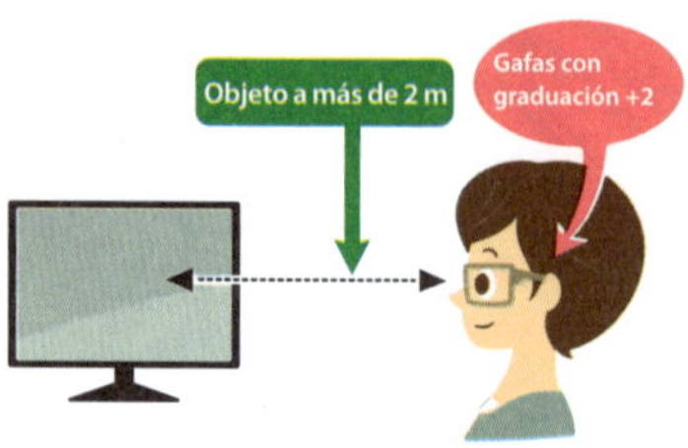

Apéndice especial n.°1

Prueba de agudeza visual **cercana** para medir la **presbicia**

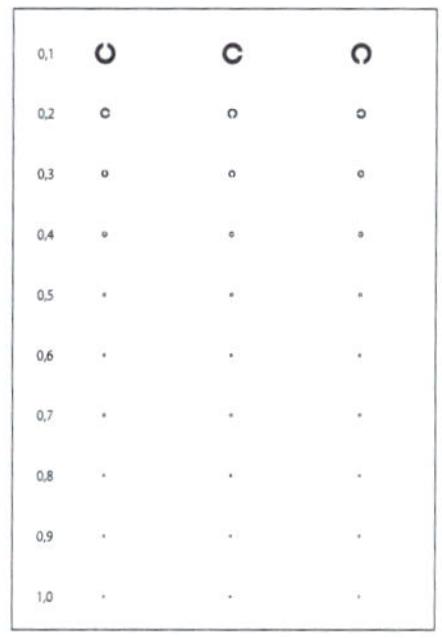

- Coloca esta tabla, que encontrarás en la página siguiente, a unos treinta centímetros de ti.
- Comprueba si puedes ver la parte que falta de cada anillo. El número correspondiente al anillo más pequeño que ves es el valor de agudeza visual.
- Haz la prueba solo con el ojo izquierdo, con el derecho y, por último, con ambos.
- Puedes hacer la prueba con gafas o lentillas, pero no la hagas con gafas de lectura.
- La prueba de agudeza visual **lejana** para medir la **miopía** está en la página 93.

Apéndice especial n.° 2

Prueba de agudeza visual **lejana** para medir la **miopía**

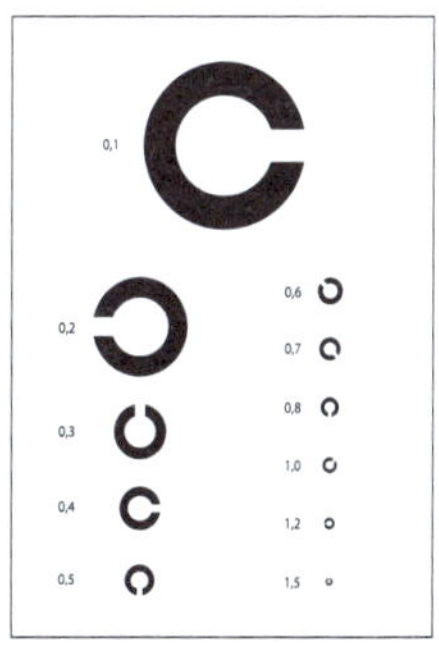

- Coloca esta tabla, que encontrarás en la página 93, a unos tres metros de ti.
- Comprueba si puedes ver la parte que falta de cada anillo. El número correspondiente al anillo más pequeño que ves es el valor de agudeza visual.
- Haz la prueba solo con el ojo izquierdo, con el derecho y, por último, con ambos.
- No uses gafas ni lentillas de contacto durante esta prueba.
- Para que te resulte más fácil, puedes hacer y pegar en la pared una fotocopia de la tabla.
- La prueba de agudeza visual **cercana** para medir la **presbicia** está en la página 92.

Apéndice especial n.° 1
Prueba de agudeza visual **cercana** para medir la **presbicia**

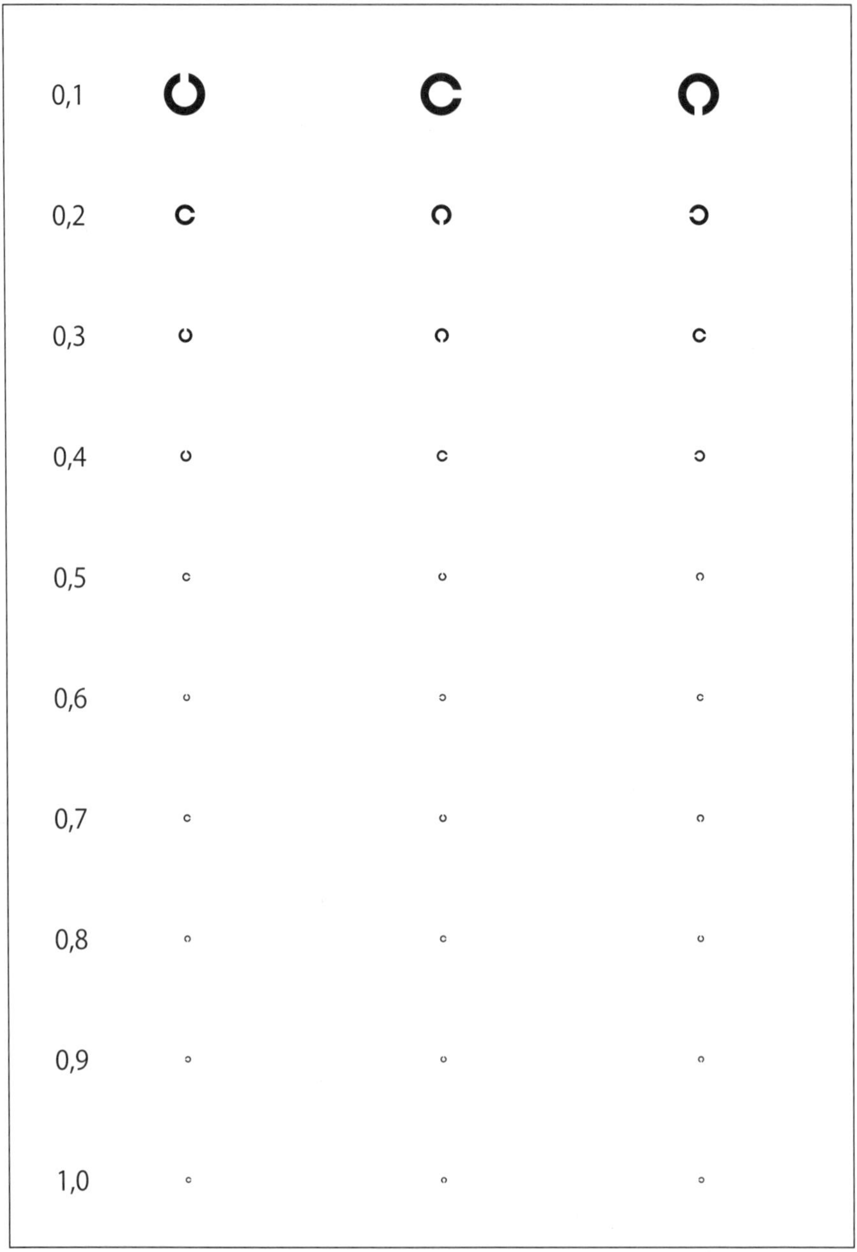

Apéndice especial n.° 2
Prueba de agudeza visual **lejana** para medir la **miopía**

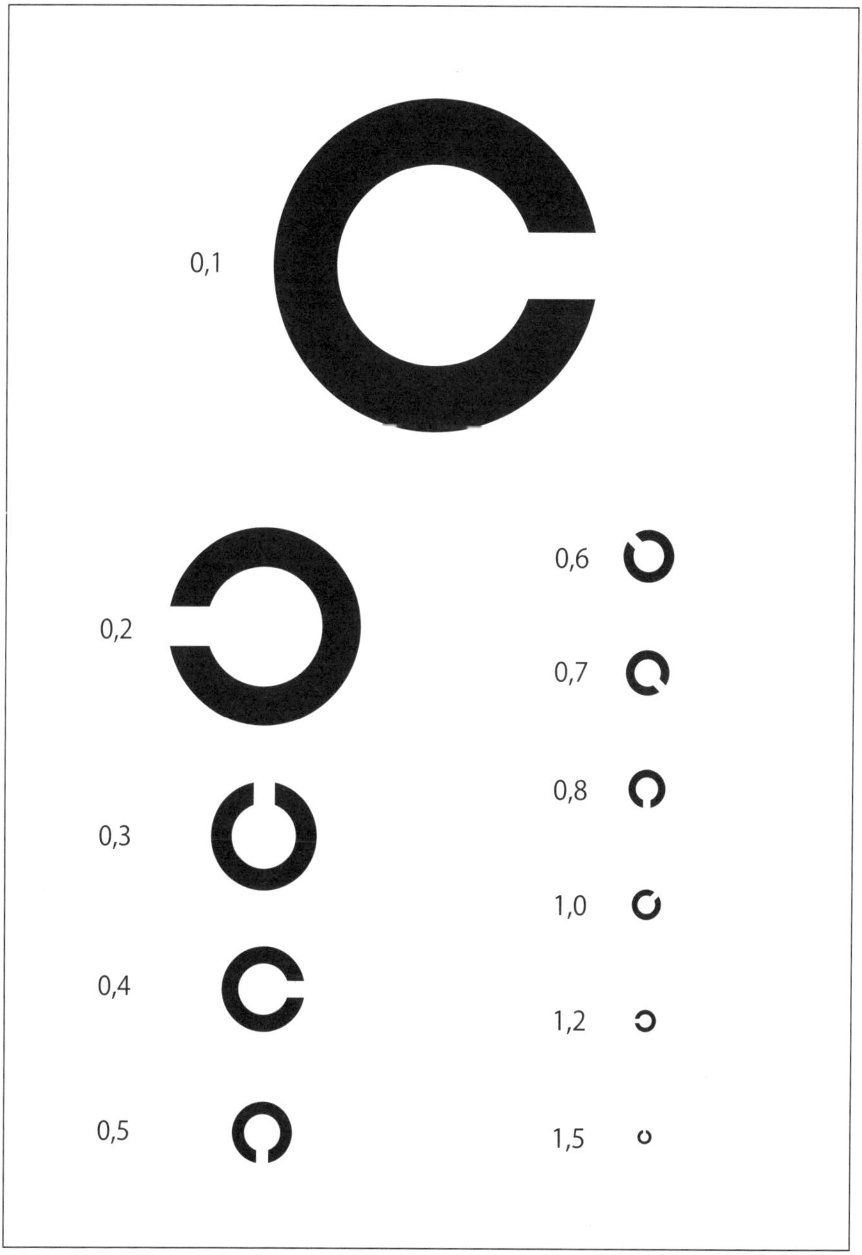

Epílogo

¿Qué te ha parecido *Mejora tu vista en 3 minutos?* Espero que todas aquellas personas que se animen a probarlo consigan los resultados que esperaban.

Si tenías problemas de visión antes de empezar con este método, es probable que no hayas notado los efectos enseguida. Párate a pensar si ahora ves la televisión mejor que antes o si puedes leer un libro durante más tiempo sin que se te canse la vista; en estas pequeñas acciones cotidianas es donde apreciarás la mejoría.

En los hospitales se tiende a recomendar rápidamente someterse a un proceso quirúrgico o medicarse porque el resto de tratamientos son «ineficaces o una pérdida de tiempo». A menudo me preguntaba: «¿En serio no hay nada que se pueda hacer? ¿Hay algo que pueda aportar yo como oftalmólogo?». Eso fue lo que me motivó a escribir este libro. Espero que hayas comprendido la importancia de una buena salud visual, y, si adviertes en cualquier momento algún problema o notas alguna molestia, te recomiendo encarecidamente que visites a un oftalmólogo.

Por último, me gustaría dar las gracias a todas aquellas personas que participaron en las pruebas de *Mejora tu vista en 3 minutos*. Sin su colaboración, no me habría resultado posible publicar este libro.

Rui Hiramatsu

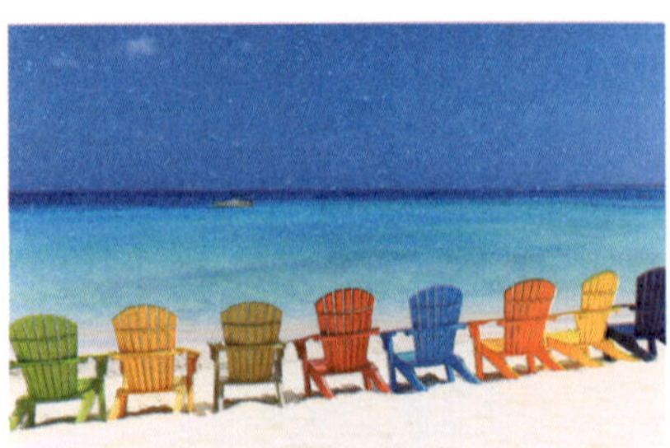

Referencias bibliográficas

Improving myopia via perceptual learning: is training with lateral masking the only (or the most) efficacious technique?
Camilleri R., Pavan A., Ghin F., Campana G.
Atten Percept Psychophys. Noviembre de 2014; 76(8):2485-94.

Computer-based primary visual cortex training for treatment of low myopia and early presbyopia.
Durrie D., McMinn P. S.
Trans Am Ophthalmol Soc. 2007;105:132-8.

Making perceptual learning practical to improve visual functions.
Polat U.
Vision Res. 2009; 49(21):2566-73

Training the brain to overcome the effect of aging on the human eye.
Polat U., Schor C., Tong J. L., Zomet A., Lev M., Yehezkel O., Sterkin A., Levi D. M.
Sci Rep. 2012;2:278.

Improving vision among older adults: behavioral training to improve sight.
DeLoss D. J., Watanabe T., Andersen G. J.
Psychol Sci. Abril de 2015; 26(4):456-66.

Vision improvement in pilots with presbyopia following perceptual learning.
Sterkin A., Levy Y., Pokroy R., Lev M, Levian L., Doron R., Yehezkel O., Fried M., Frenkel-Nir Y., Gordon B., Polat U.
Vision Res. 2017: S0042-6989(17)30205-5.

Gains following perceptual learning are closely linked to the initial visual acuity.
Yehezkel O., Sterkin A., Lev M., Levi D. M., Polat U.
Sci Rep. 28 de abril de 2016; 6: 25188.

Perceptual learning in children with visual impairment improves near visual acuity.
Huurneman B, Boonstra F. N., Cox R. F., Van Rens G., Cillessen A. H.
Invest Ophthalmol Vis Sci. Septiembre de 2013. 17; 54(9): 6208-16.

Vision restoration training for glaucoma: a randomized clinical trial.
Sabel B. A., Gudlin J.
JAMA Ophthalmol. 1 de abril de 2014; 132(4): 381-9.

Computer based vision restoration therapy in glaucoma patients: a small open pilot study.
Gudlin J., Mueller I., Thanos S., Sabel B. A.
Restor Neurol Neurosci. 2008; 26(4-5):403-12.

Vision restoration after brain and retina damage: the "residual vision activation theory".
Sabel B. A., Henrich-Noack P., Fedorov A., Gall C.
Prog Brain Res. 2011; 192:199-262.

Sobre el autor

Rui Hiramatsu es médico especializado en oftalmología y profesor adjunto de la Universidad Showa (Tokio).

Nació en la ciudad de Tahara (prefectura de Aichi) y se graduó en la Universidad Showa. Actualmente trabaja como oftalmólogo en el Hospital Oftalmológico de Nihonmatsu, en el centro médico Sai-no-Kuni Higashi-Omiya y en el Hospital Sanyudo. Muchas personas procedentes de todo Japón, desde Hokkaido hasta Okinawa, acuden al doctor Hiramatsu para tratarse con él. Tiene mucha experiencia con personas mayores y ha tratado a más de cien mil pacientes.

Es conocido por su excelente labor divulgadora, lo que lo ha llevado a aparecer en numerosos programas de televisión de diferentes cadenas de su país natal, como la NHK y TBS.